健康ライブラリー　イラスト版

解離性障害のことがよくわかる本

影の気配におびえる病

監修 柴山雅俊 精神科医
東京女子大学 教授

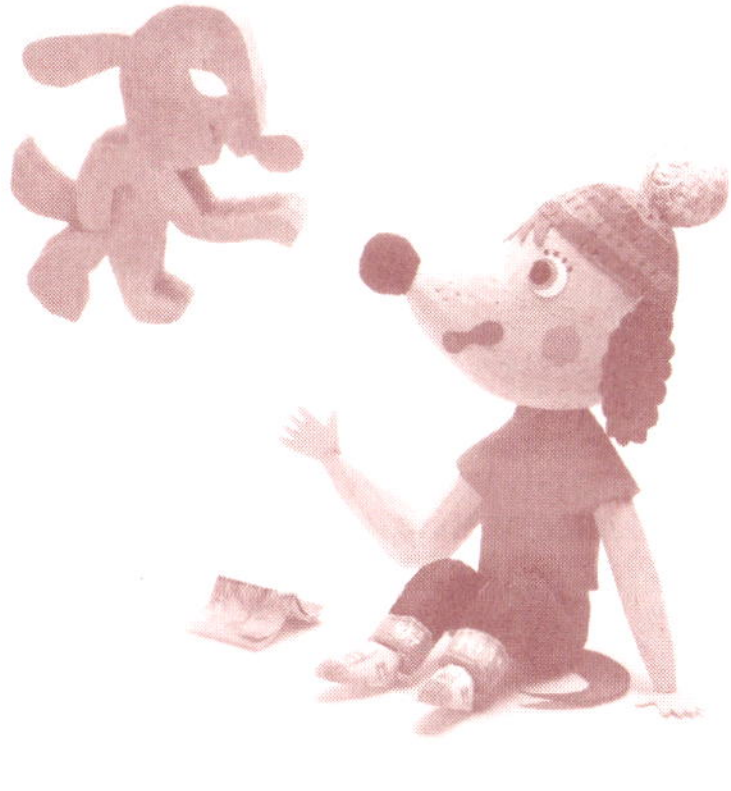

講談社

まえがき

解離性障害というと、多重人格や健忘《けんぼう》、遁走《とんそう》のようなドラマチックな症状を思い浮かべる人も多いでしょう。しかし、そうした病態だけが解離性障害ではありません。解離性障害の分類では、いわゆる「その他の解離性障害」が半数以上を占めており、典型的な症状を示す人のほうが、むしろ少ないのです。

都心の精神科クリニックでは、外来患者さんの一〇パーセント程度の人は解離症状をもっていると思います。しかし、実際に解離性障害と診断されるべきケースであっても、統合失調症やうつ病、さらにはパニック障害、社交不安障害、境界性パーソナリティ障害などと診断され、たんなる薬物療法や認知療法のみがおこなわれていたりします。それでは解離の病態が治療から切り離されてしまい、病状がなかなか改善せず、慢性化することになります。

解離の症状を治療者がしっかりと認めることからすべてが始まるのですが、ヒステリーと重なる部分が多い解離では、患者さんが訴える症状を面接ではあまり話題にしないほうがいいという風潮もあって、解離症状について詳しく評価できる医師は少なかったように思います。

この本では解離の症状、診断、要因、治療などについて説明しています。表現はやさしいのですが、内容は高度な水準だと思います。本書で紹介する治療法は、私独自の理解に基づくものですが、臨床から抽出された効果的な図式ですから、ぜひ熟読してくださるようお願いします。

なによりも、患者さん自身やその家族の方が解離性障害という病気について知ることは重要です。けっして希望を捨てないでください。どこかに治癒の道があるはずです。解離性障害が「治りうる病気」であることを知り、そして前向きに目標をもって生きていかれることを願っています。

精神科医／東京女子大学教授
柴山 雅俊

解離性障害のことがよくわかる本

影の気配におびえる病

もくじ

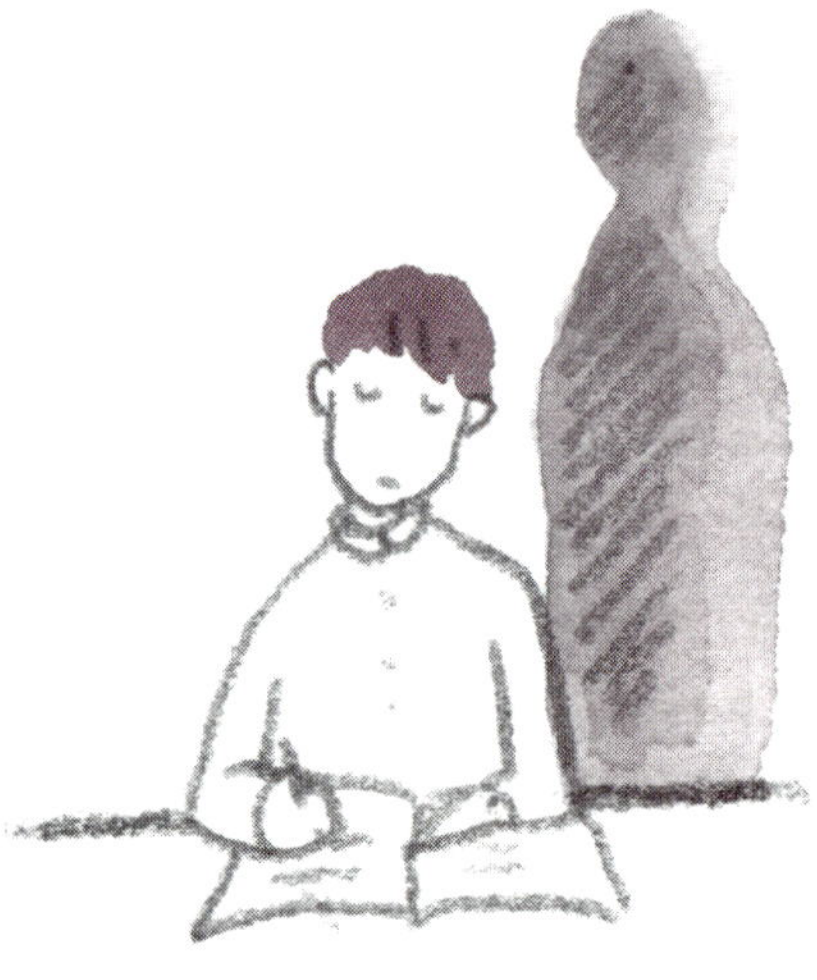

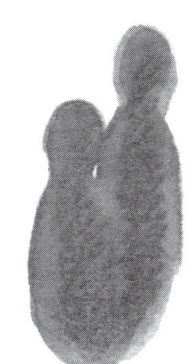

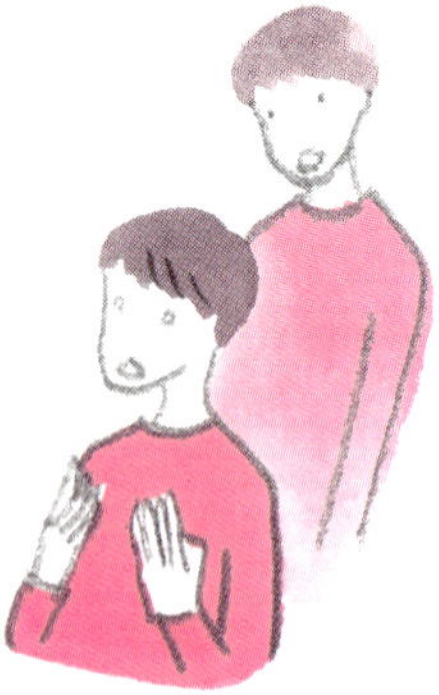

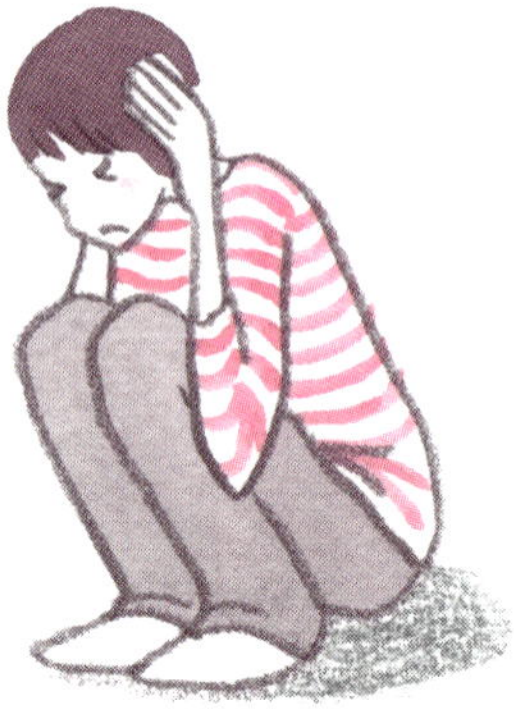

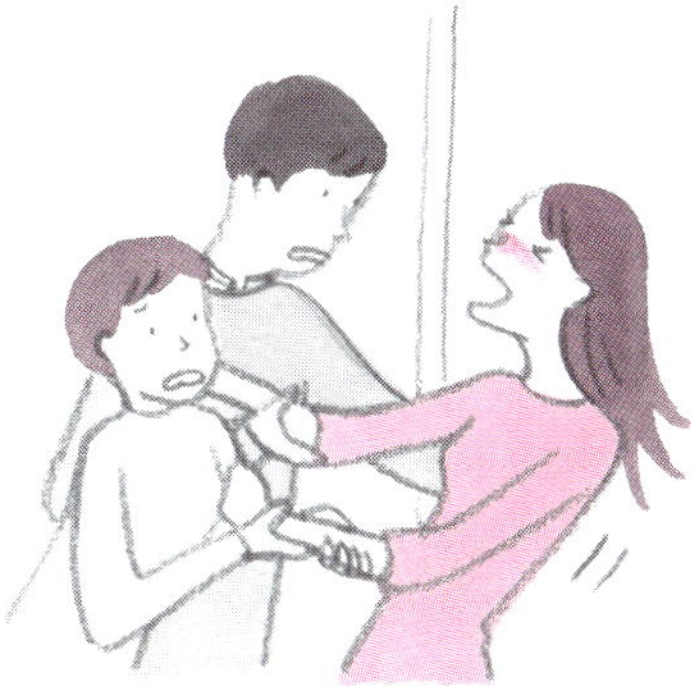

5 薬物療法と精神療法で回復を目指す 85

夢診断 こんな夢、見たことありますか?

解離のある人は、特徴的な夢をひんぱんに見ます。
あなたに解離の可能性があるかどうか、夢で診断してみましょう。
次の質問に答え、①～④に○をつけてください。

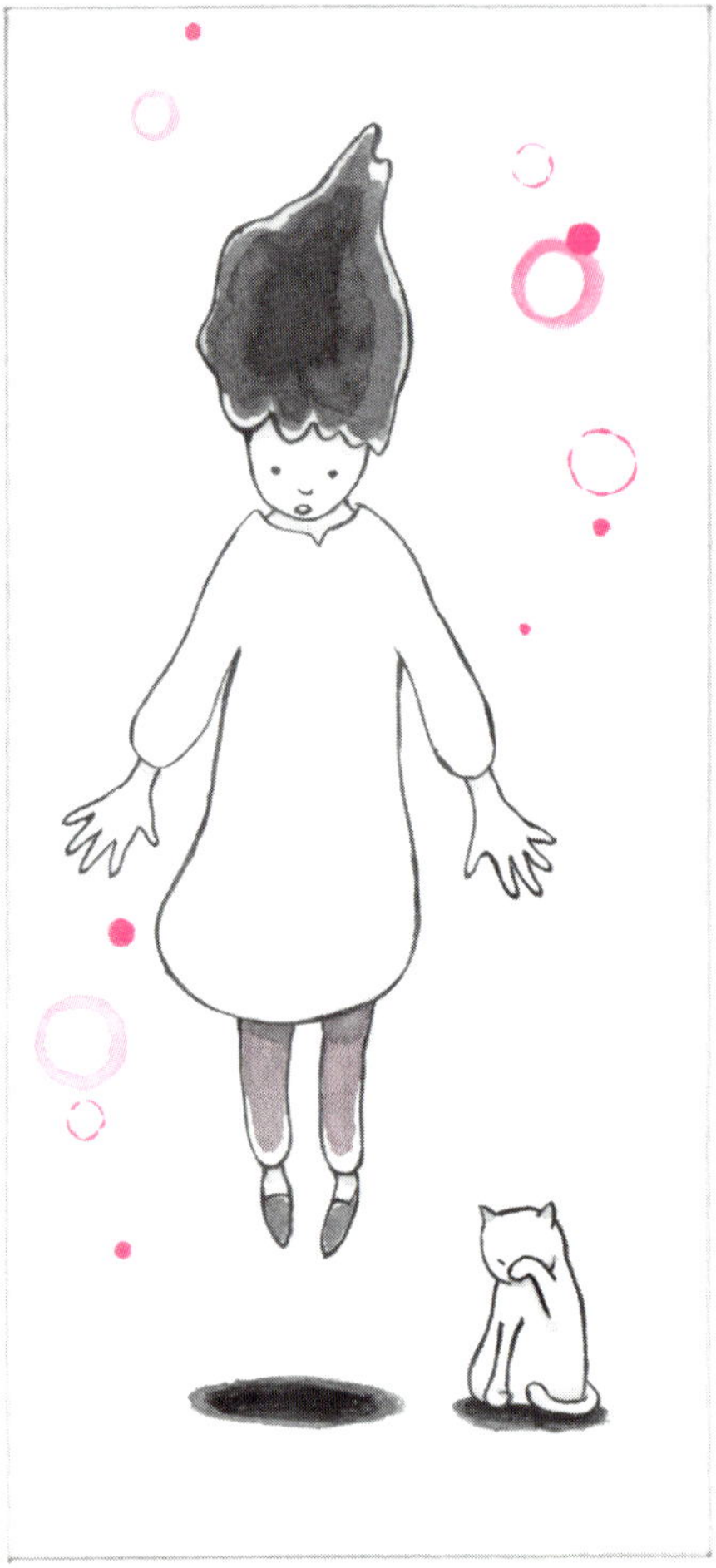

1 夢の中で夢を見ているということはありますか

① なし
② 年に数回あるかないか
③ 月に1～2回ある
④ それ以上によくある

2 夢の中で離れたところから自分の姿を見ることはありますか

① なし
② 年に数回あるかないか
③ 月に1～2回ある
④ それ以上によくある

3 夢の中で自分が傷つけられたり、殺されたりすることはありますか

① なし
② 年に数回あるかないか
③ 月に1～2回ある
④ それ以上によくある

4 夢の中で誰かに追いかけられることはありますか

① なし
② 年に数回あるかないか
③ 月に1～2回ある
④ それ以上によくある

5 夢の中でせっぱつまって高いところから飛び降りることがありますか

① なし
② 年に数回あるかないか
③ 月に1～2回ある
④ それ以上によくある

6 夢の中で空を飛んだり、宙に浮いたりすることはありますか

① なし
② 年に数回あるかないか
③ 月に1～2回ある
④ それ以上によくある

7

夢の中で誰かに見られていると感じることはありますか

① なし
② 年に数回あるかないか
③ 月に1～2回ある
④ それ以上によくある

8

うとうとしているときに、近くに誰かの気配を感じることはありますか

① なし
② 年に数回あるかないか
③ 月に1～2回ある
④ それ以上によくある

9

うとうとしているときに、眠っている自分の姿を見ることはありますか

① なし
② 年に数回あるかないか
③ 月に1～2回ある
④ それ以上によくある

10

うとうとしているときに、自分の体がふわりと浮くように感じることがありますか

① なし
② 年に数回あるかないか
③ 月に1～2回ある
④ それ以上によくある

11

うとうとしているときに、目の前に映像が見えたり、音が聴こえたりすることがありますか

① なし
② 年に数回あるかないか
③ 月に1～2回ある
④ それ以上によくある

12

触覚や聴覚など、リアルでありありとした感覚の夢を見ることはありますか

① なし
② 年に数回あるかないか
③ 月に1～2回ある
④ それ以上によくある

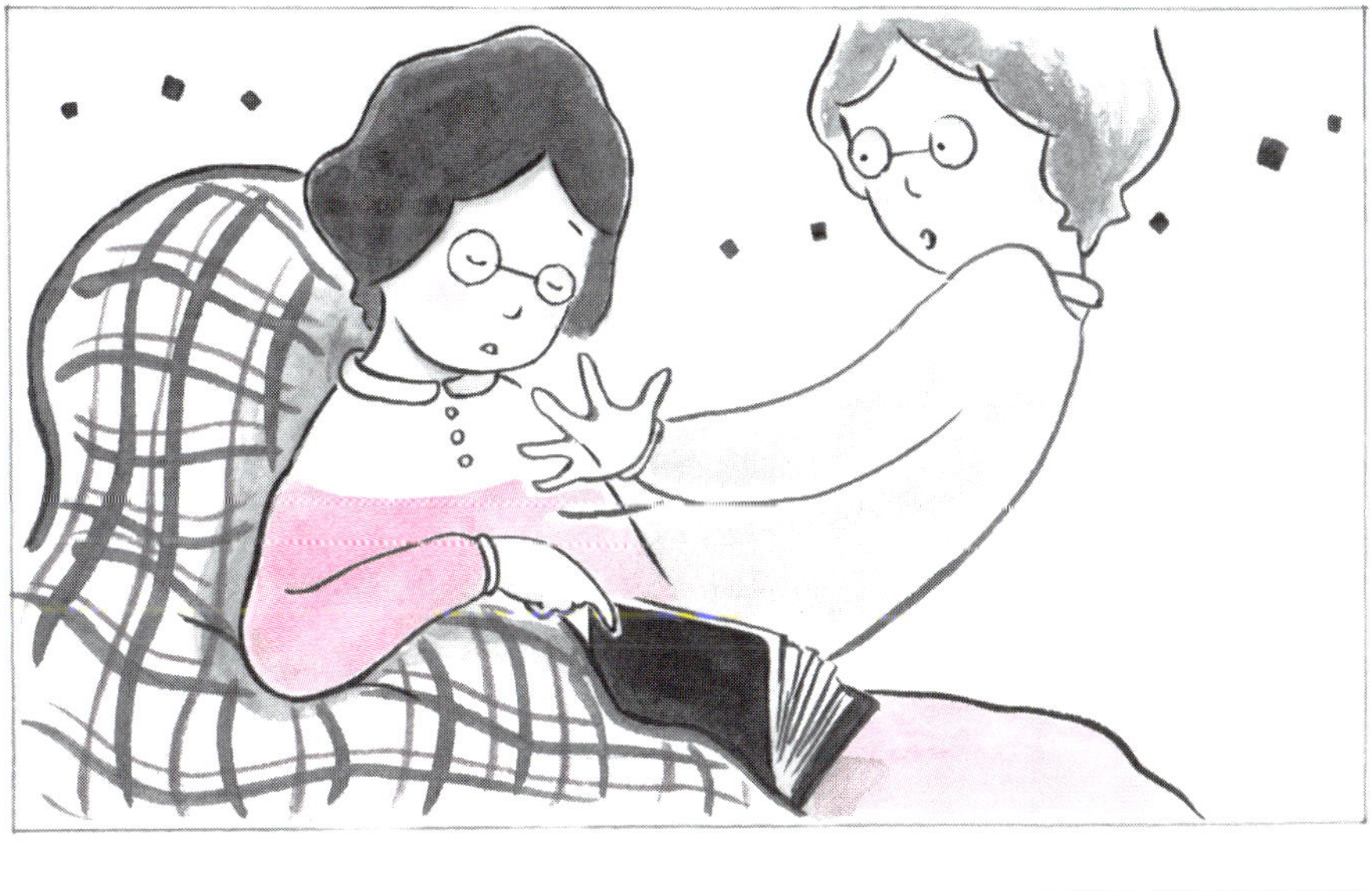

『解離の構造』（柴山雅俊著／岩崎学術出版社）より

13
同じ夢を反復して見ることがありますか

① なし
② 年に数回あるかないか
③ 月に1～2回ある
④ それ以上によくある

14
夢の中で、夢を見ているとわかっている状態で、夢を見ていることがありますか

① なし
② 年に数回あるかないか
③ 月に1～2回ある
④ それ以上によくある

15
夢から醒めたと思ったら、またそれも夢だったということはありますか

① なし
② 年に数回あるかないか
③ 月に1～2回ある
④ それ以上によくある

16
夢の続きを見ることがありますか

① なし
② 年に数回あるかないか
③ 月に1～2回ある
④ それ以上によくある

17
夢の中でスクリーンに映った映像を見ているように、夢を見ることはありますか

① なし
② 年に数回あるかないか
③ 月に1～2回ある
④ それ以上によくある

18
眠っていて、複数の夢を同時に見ているということはありますか

① なし
② 年に数回あるかないか
③ 月に1～2回ある
④ それ以上によくある

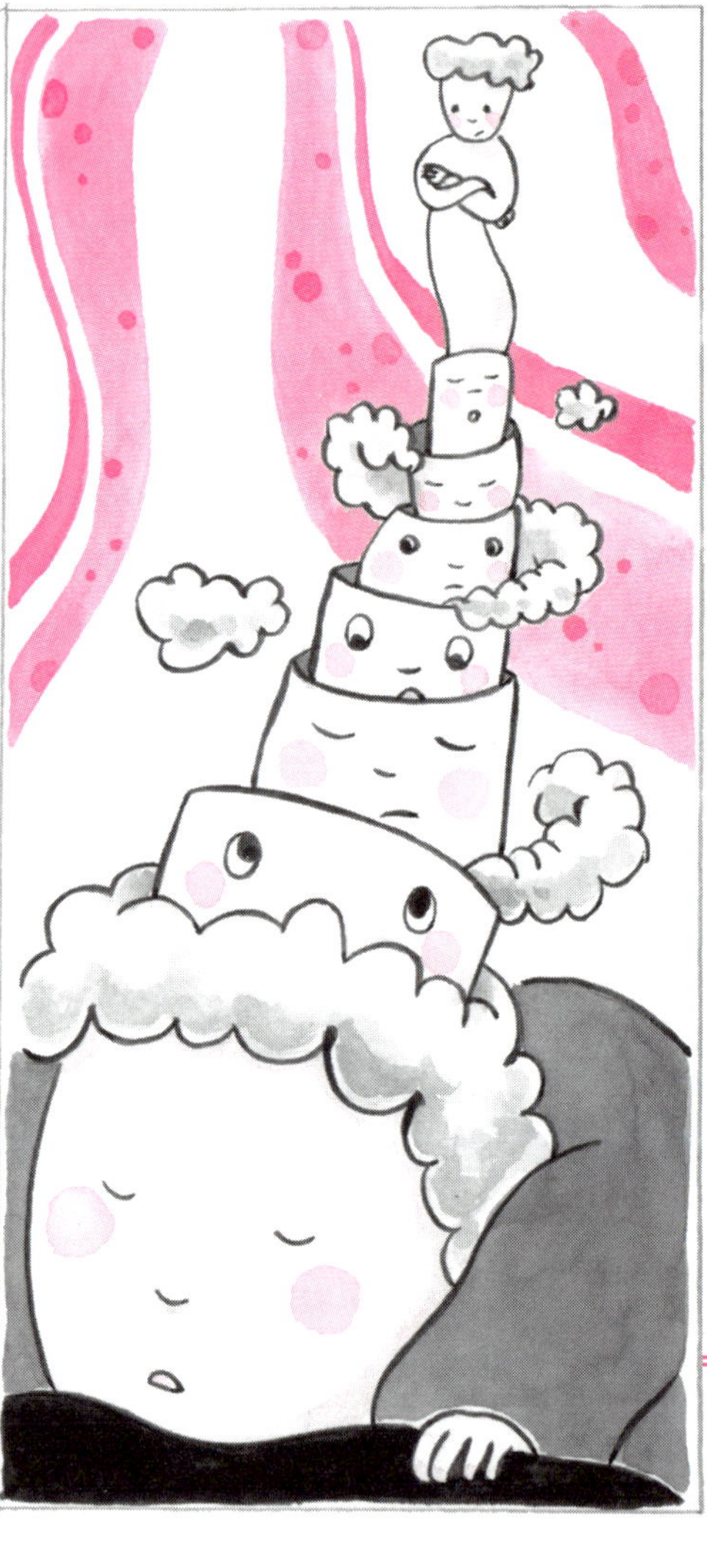

解説はP59へ

1

自分を見ている自分がいる

解離のある人がどのような体験をしてきたか、
本人の言葉で語られることは、
これまでほとんどありませんでした。
うしろに誰かいそうな気がしたり、
実際に影を見たり、声を聞いたりしています。
不思議な体験に、本人はたよりなさ、あいまいさを感じ、
不安や恐怖ももっています。

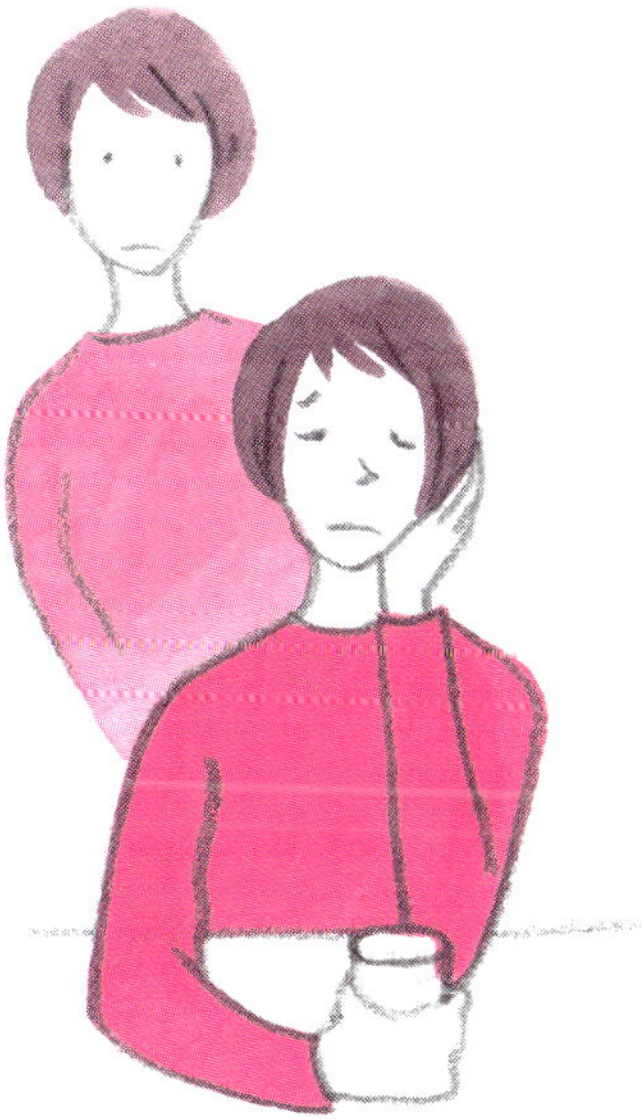

ケース① Aさんの例

カーテンのうしろに誰かの気配がする

1 会社をやめてから、体調がわるいのです。足に力が入らず、まっすぐ歩けません。整形外科でX線をとりましたが、骨に異常はないそうです。

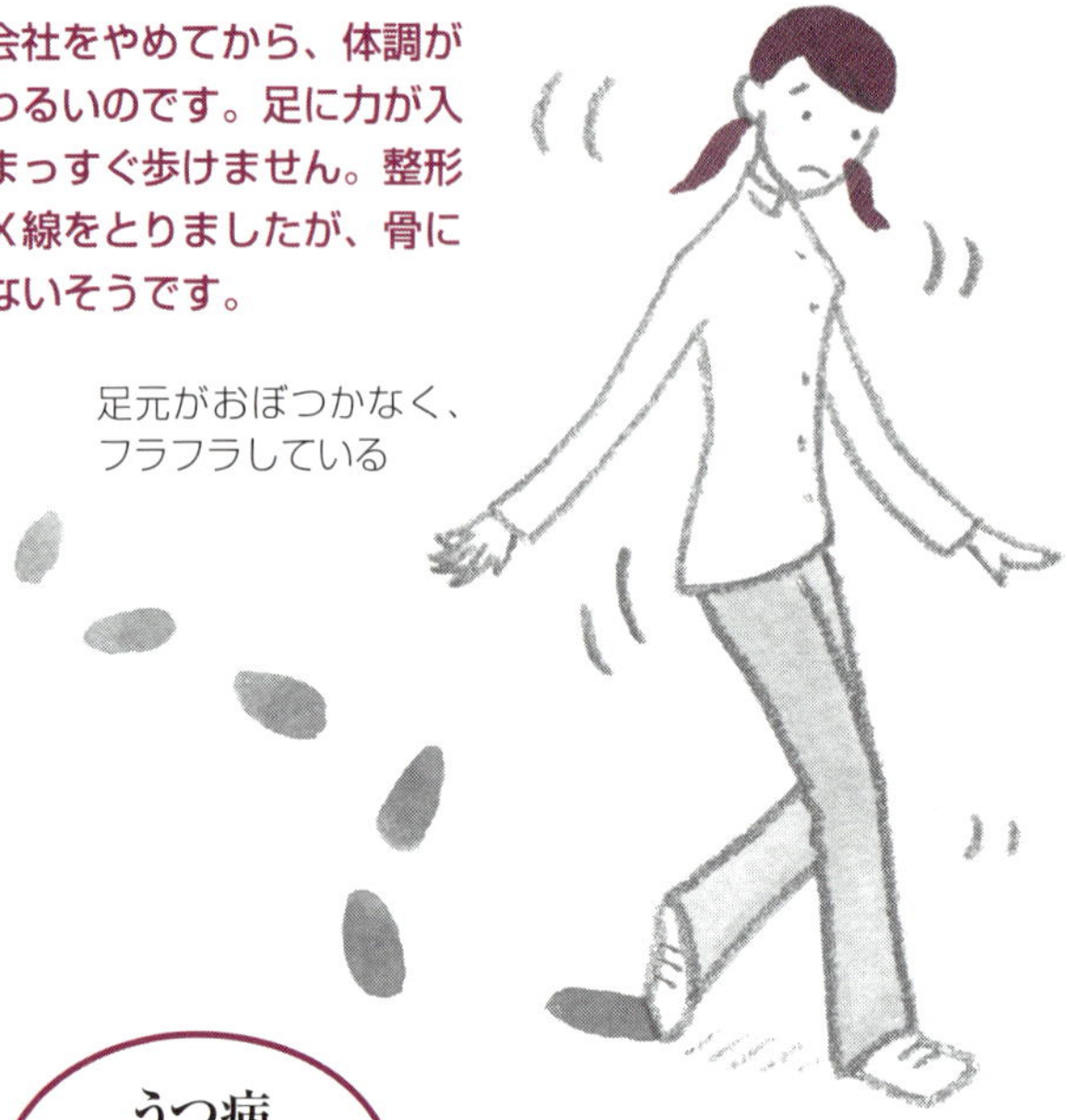

足元がおぼつかなく、フラフラしている

Aさんのプロフィール

24歳。大学を卒業して就職したが、職場の人とうまくいかず、3ヵ月で退職。その後、体調がわるく、病院を転々としているが、検査をしてもわるいところがみつからない。

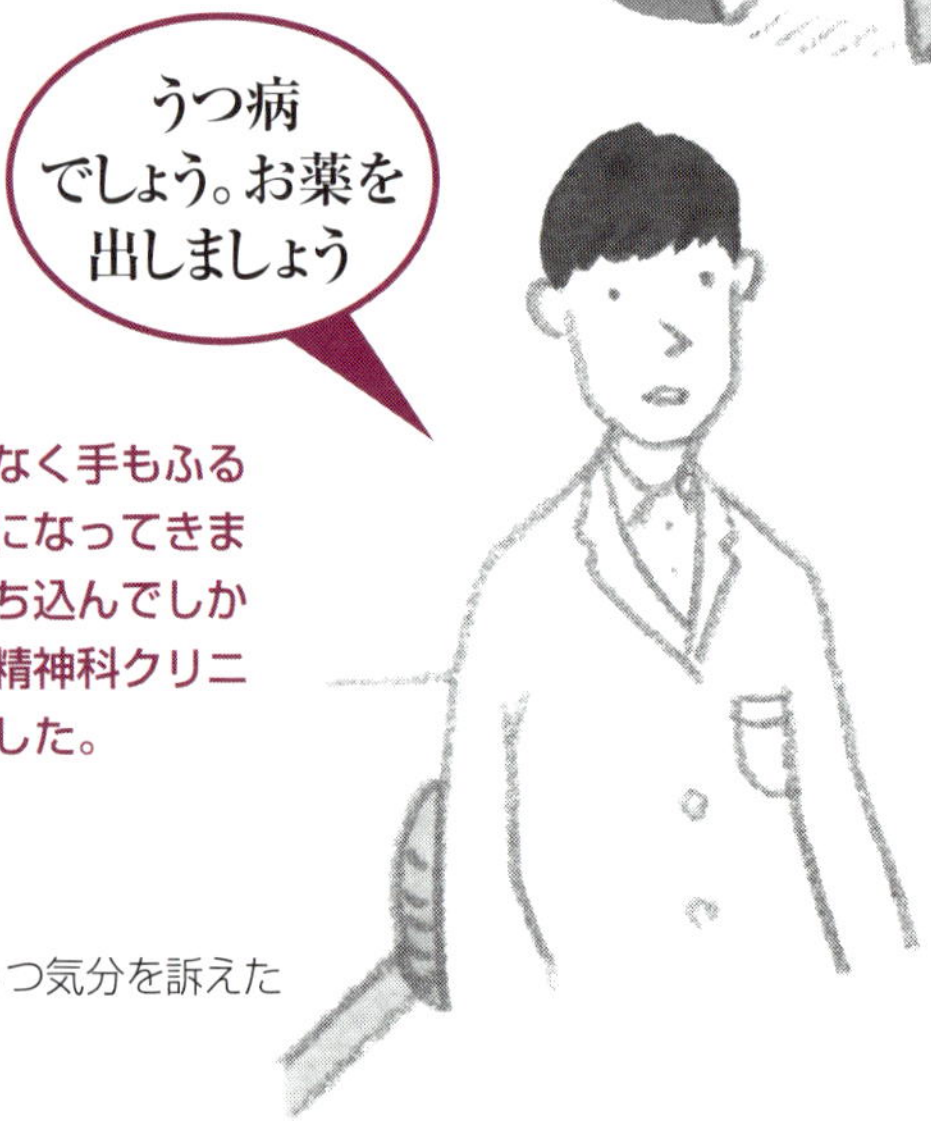
うつ病でしょう。お薬を出しましょう

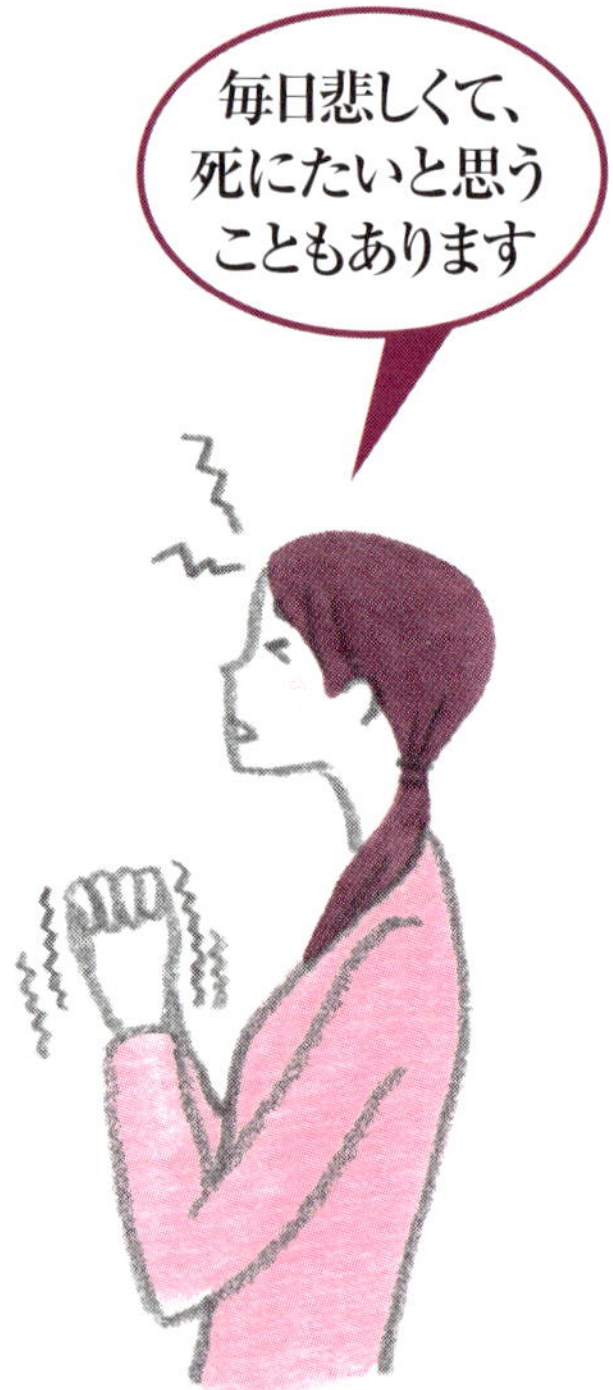
毎日悲しくて、死にたいと思うこともあります

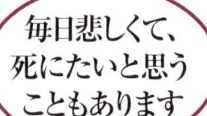

2 足だけでなく手もふるえるようになってきました。気分が落ち込んでしかたありません。精神科クリニックを受診しました。

問診では、主にうつ気分を訴えた

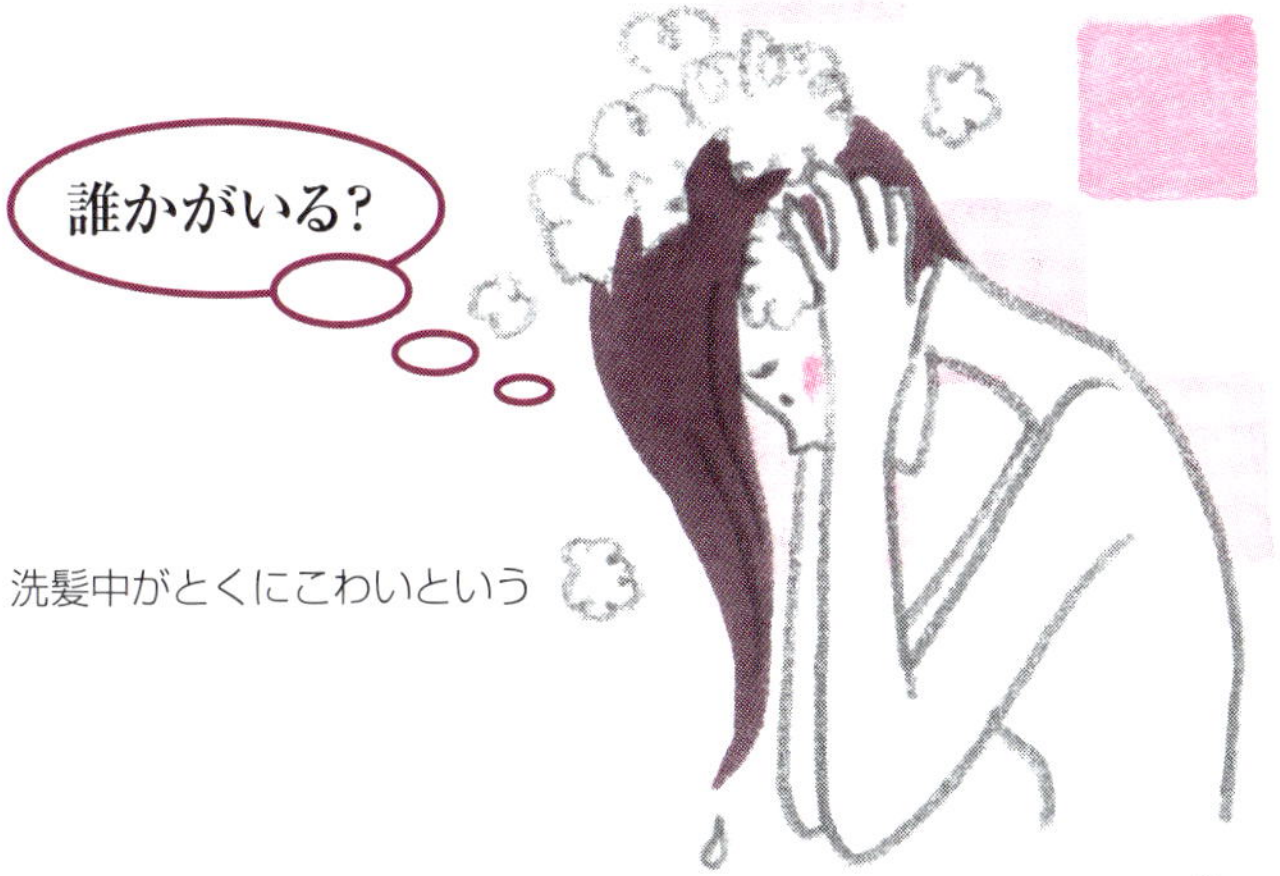
誰かがいる?

洗髪中がとくにこわいという

❸ 体の調子は少しよくなりましたが、最近は別の悩みがあります。夜になると、誰かが自分を探りに来る感じがするのです。いつの間にか、私のうしろにいて、私を見ているような気がします。

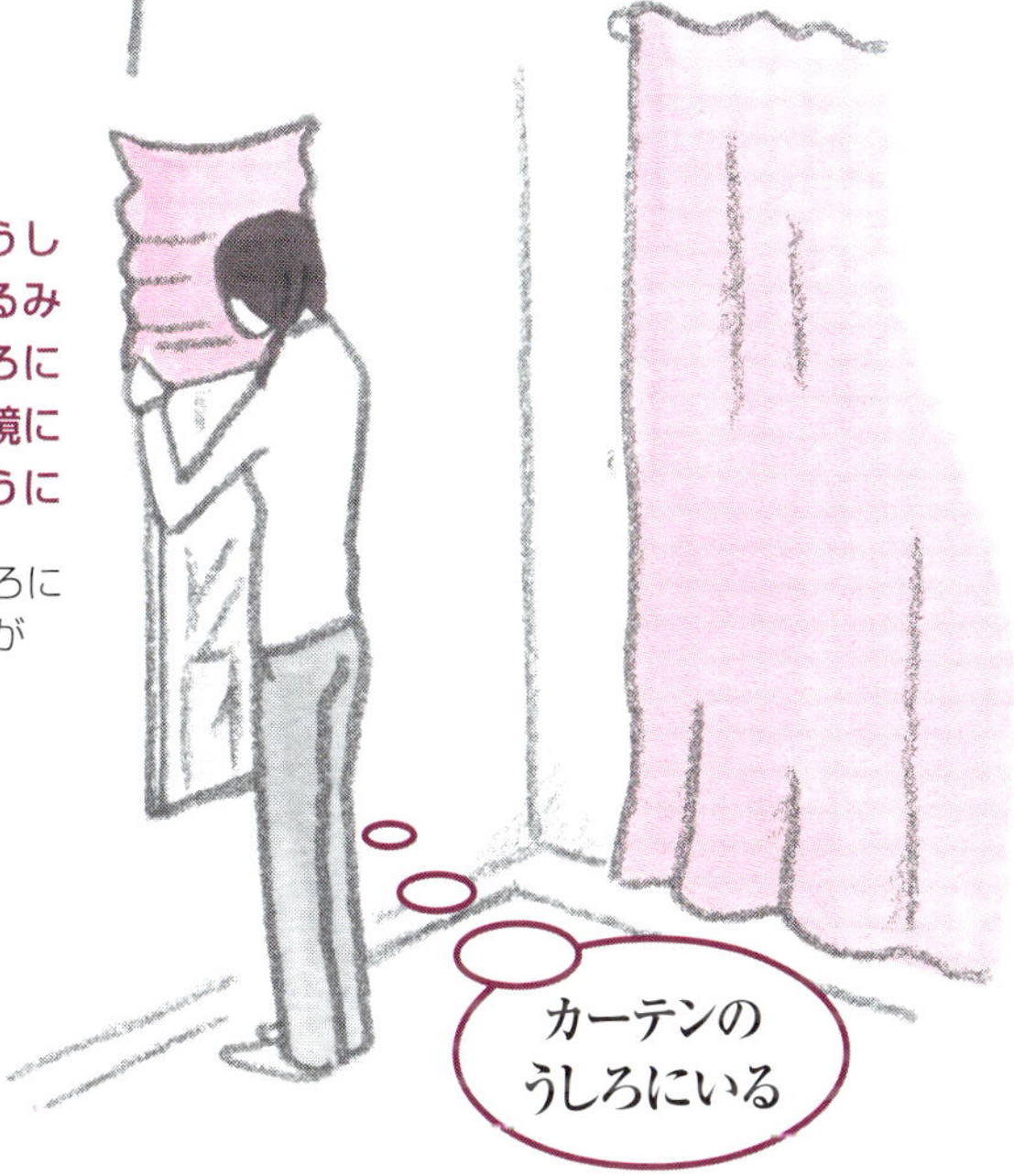
カーテンの
うしろにいる

❹ 私の部屋のカーテンのうしろやすき間に誰かがいるみたい。鏡を見ると、私のうしろにいる誰かが映りそうなので、鏡にカバーをして、もう見ないようにしました。

自分のうしろに
誰かの気配が

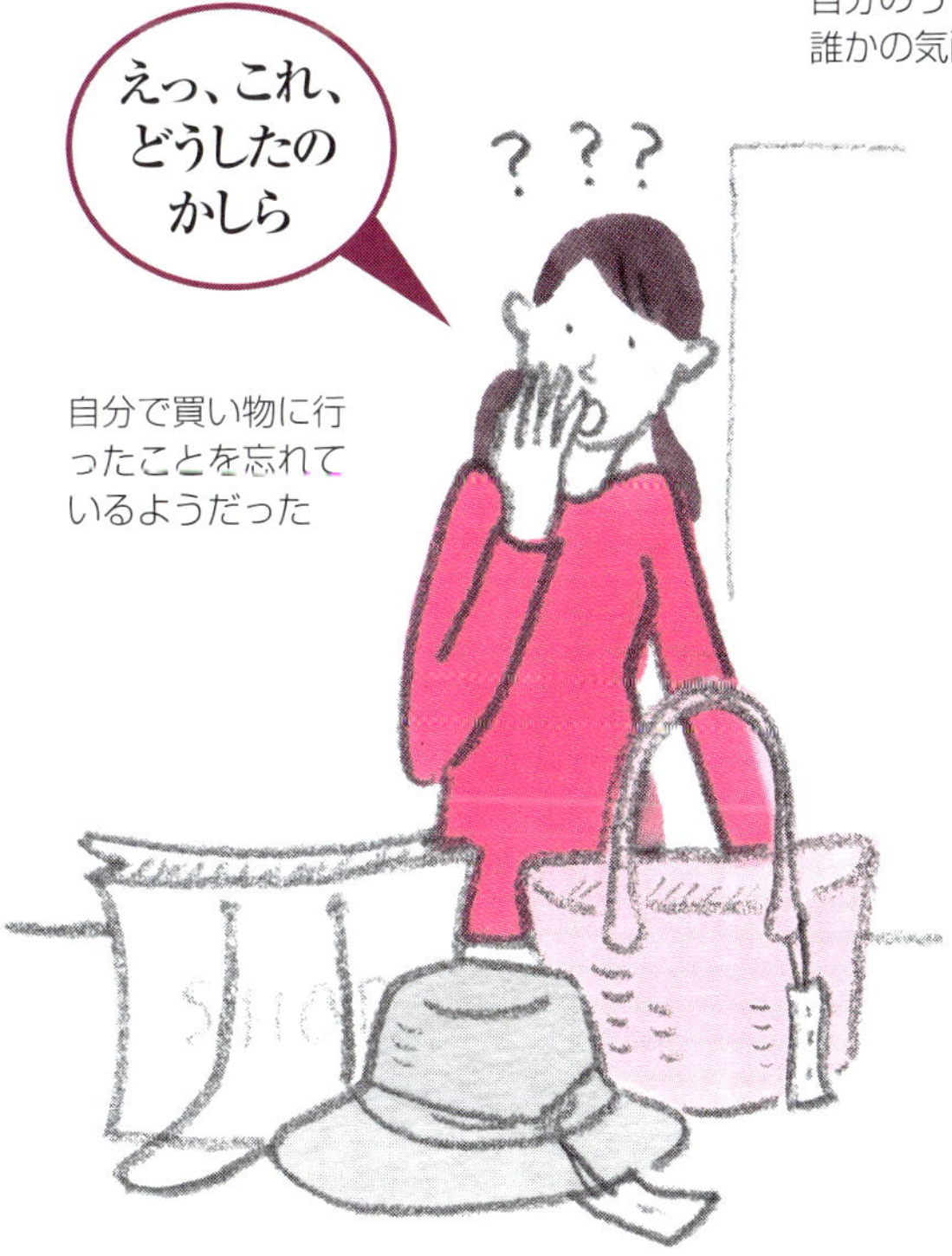
えっ、これ、
どうしたの
かしら
? ? ?

自分で買い物に行ったことを忘れているようだった

❺ ある日、買った覚えのないものが部屋にあって驚きました。家族に聞いても、知らないと言うし、私が買ったんでしょうか。記憶がどんどんなくなるような気がします。

その後の経過はP93へ

ケース②Bさんの例

私はもう死んでいる人間ではないか

Bさんのプロフィール

26歳。大学３年のとき海外旅行に行き、レイプされた経験がある。不運にも妊娠してしまい、中絶。それ以来、情緒不安定になり、大学は中退。さまざまな症状が出て、精神科に通院している。

つらい事件だったが、旅先のことで犯人もわからない

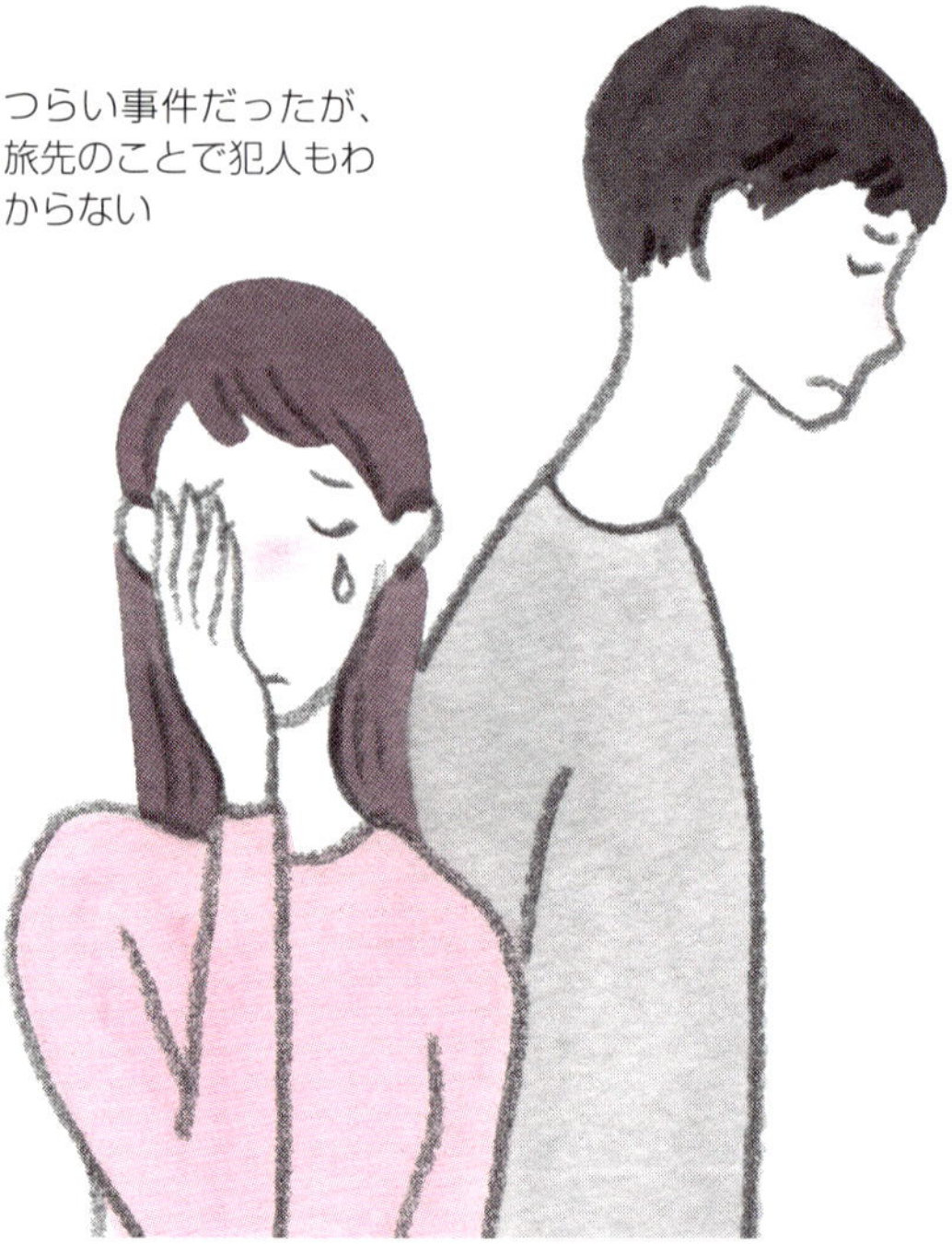

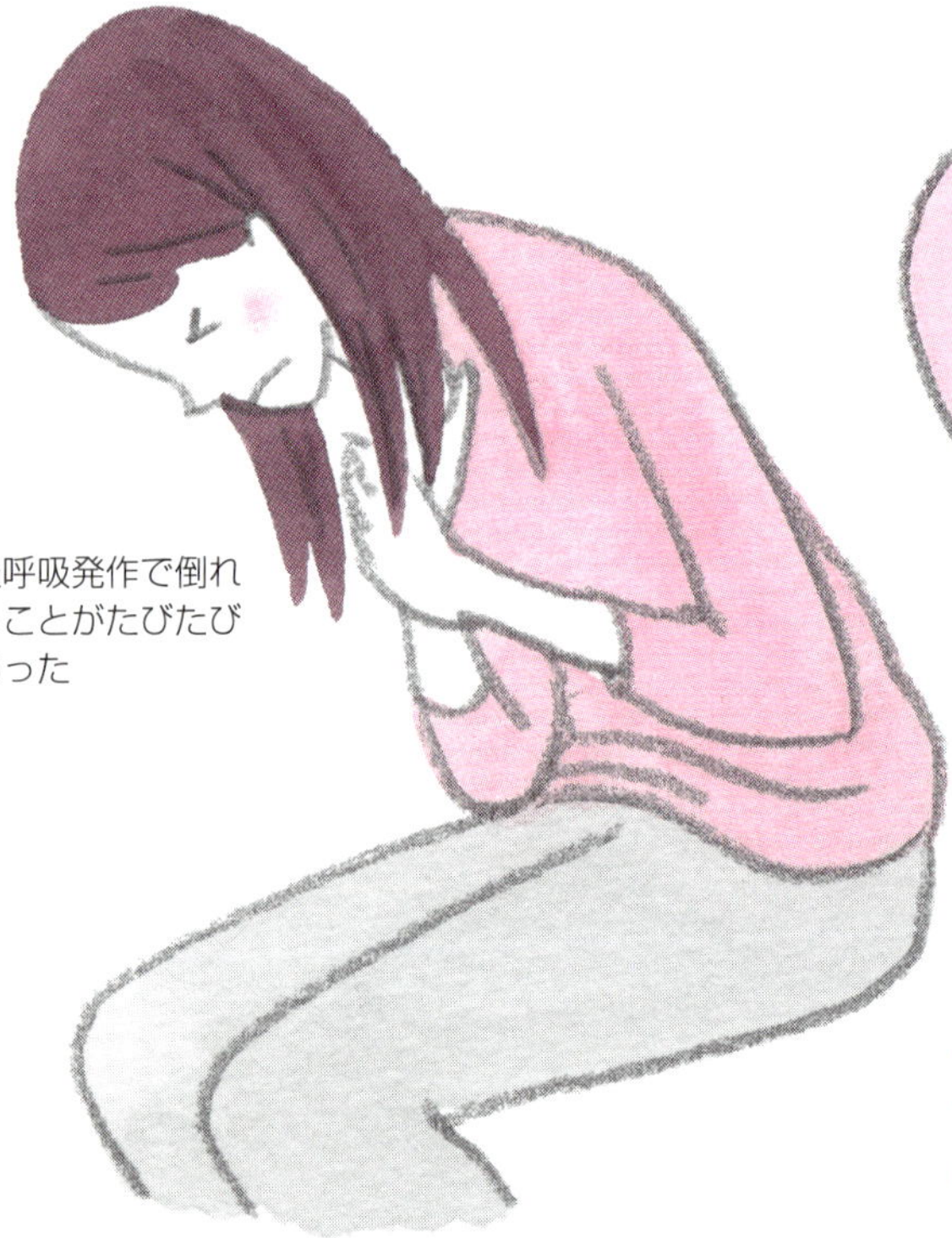

過呼吸発作で倒れることがたびたびあった

❶ 学生時代にはつきあっていた彼氏もいましたが、レイプ、中絶の事件があってから、うまくいかなくなりました。私も傷つきましたが、彼も傷つけてしまいました。

❷ 大学を中退してから家にひきこもりがちになりました。ときどき、息が苦しくなって死にそうになりました。精神科クリニックに通ううちに、少しはおさまってきました。

3 ときどき、意識が飛んでしまったような気がします。体はここにあっても、魂が抜け出て……。生きているような気がしません。現実感がなく、自分がわからなくなります。

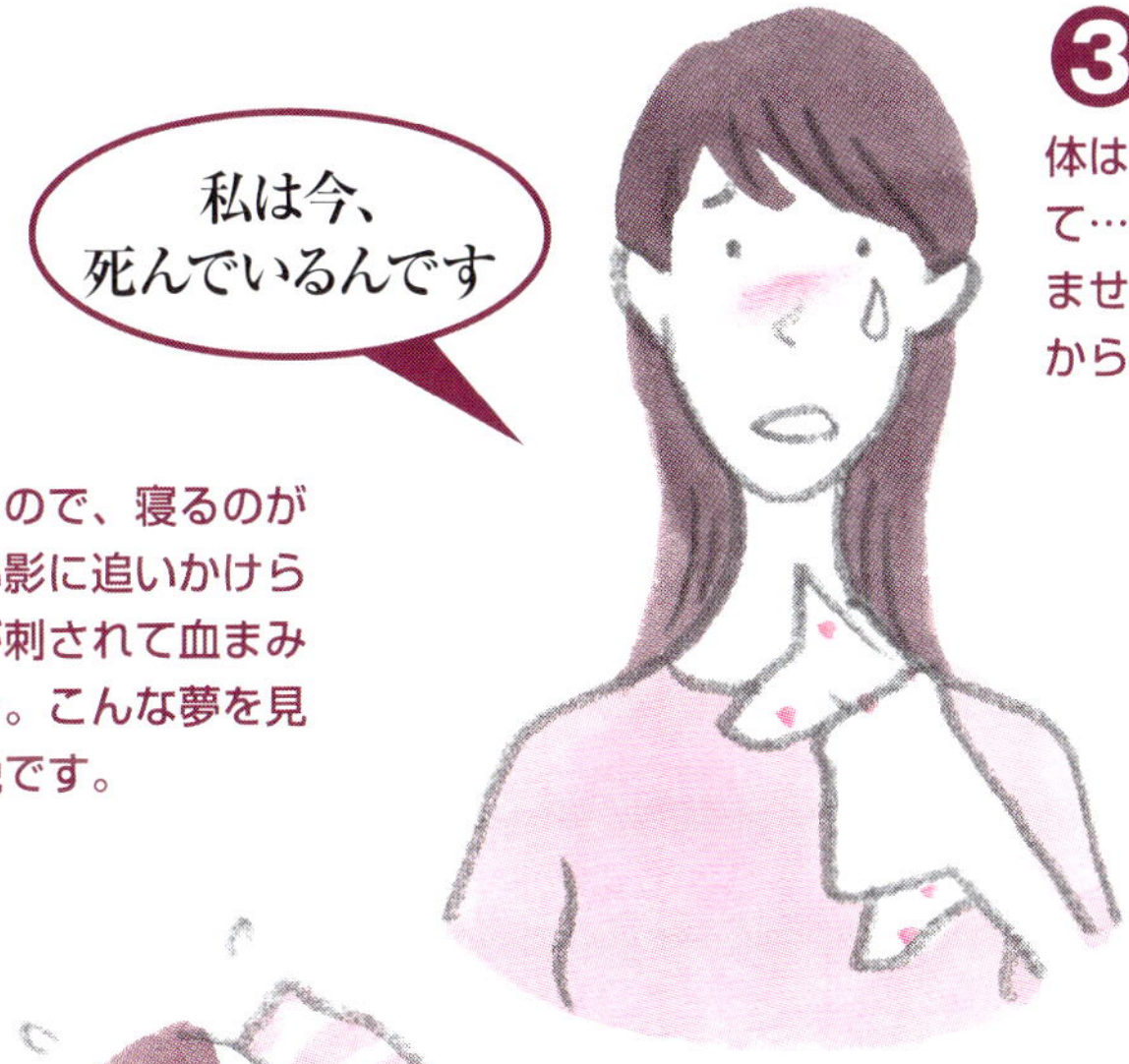
私は今、死んでいるんです

死んだ自分の姿がぼんやり見えると、涙ながらに訴える

4 こわい夢を見るので、寝るのがいやです。黒い影に追いかけられたり、誰かに自分が刺されて血まみれになっていたり……。こんな夢を見るのが、ほとんど毎晩です。

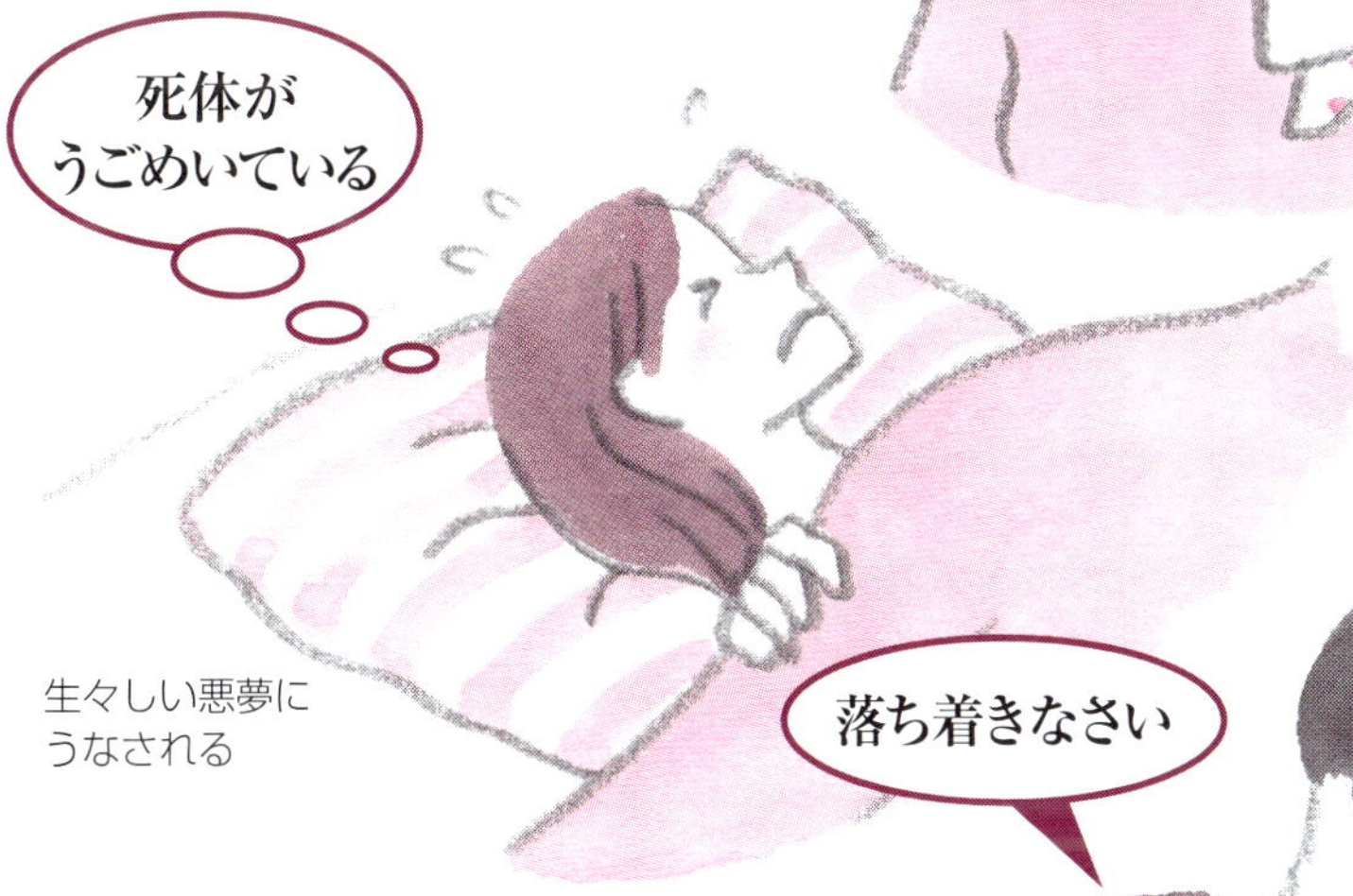
死体がうごめいている

生々しい悪夢にうなされる

5 事件のことをときどき思い出してしまいます。犯人を「一生呪ってやる！」と言ったら、なんと「そんなに苦しむなら産めばよかったのに」と親が言うのです。そんなふうに思っていたなんて！

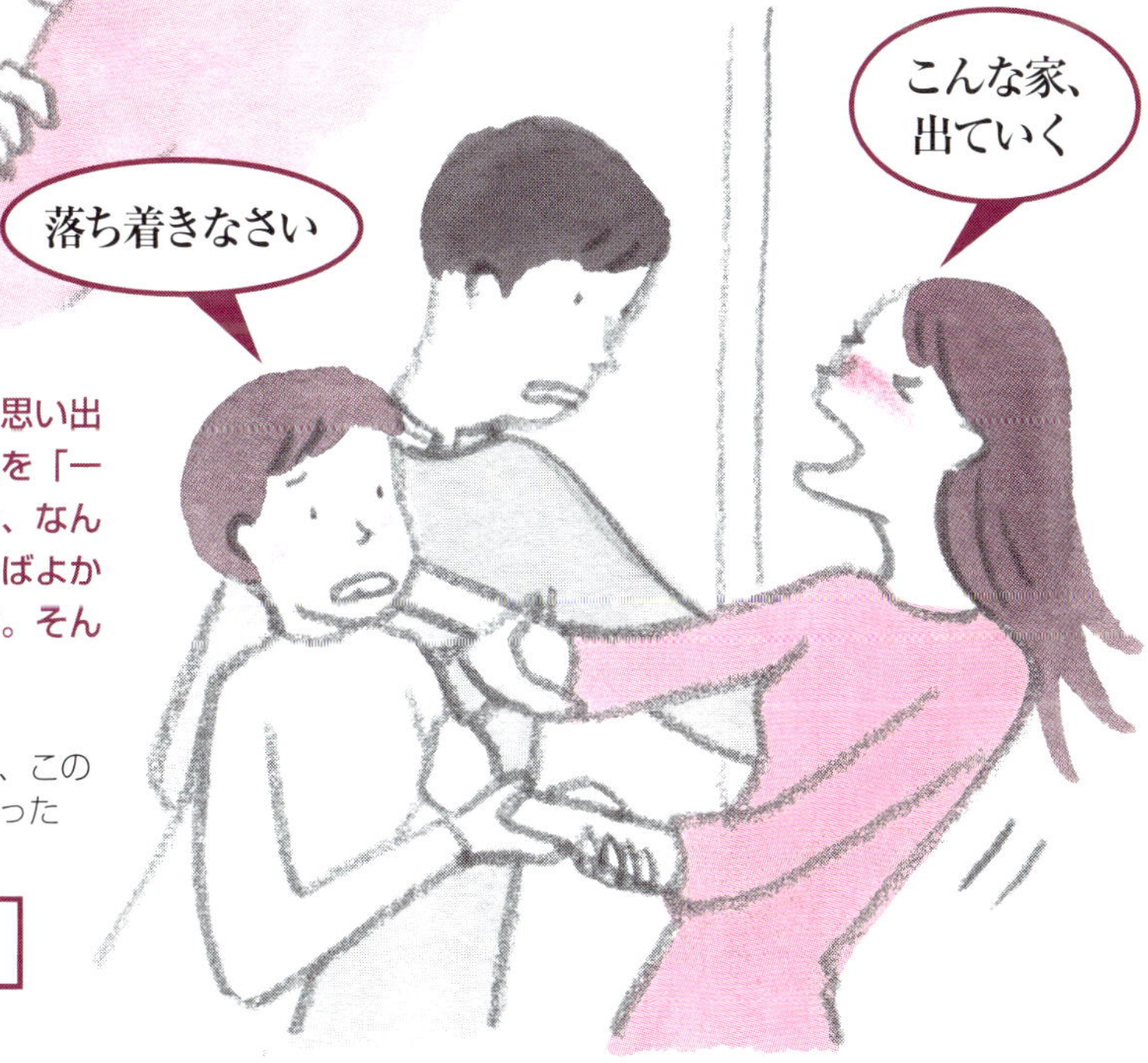
こんな家、出ていく
落ち着きなさい

泣きわめくBさん。翌日には、この騒ぎをまったく覚えていなかった

その後の経過はＰ93へ

ケース③ Cさんの例

手首を切る行為で、現実を確かめる

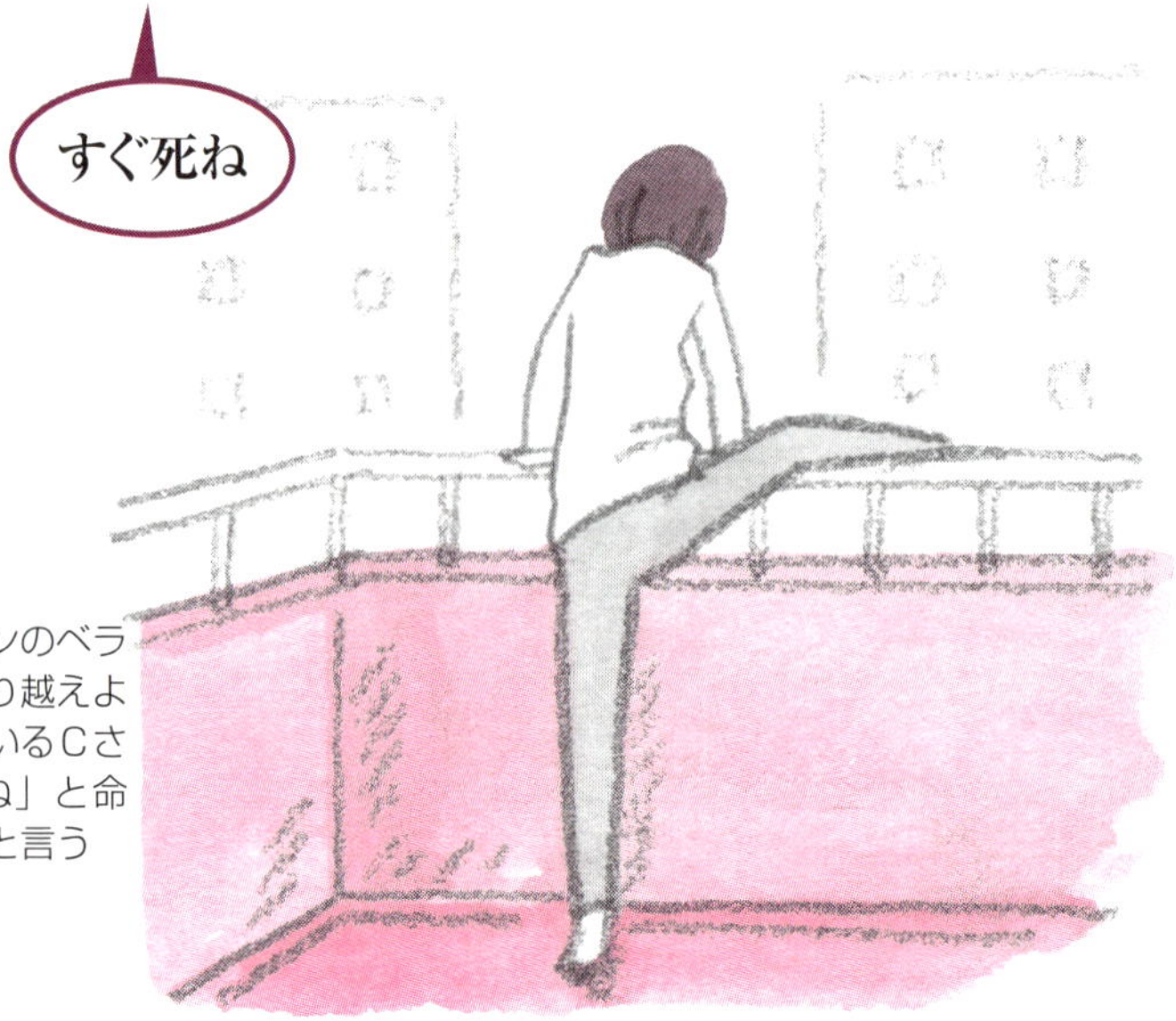

マンションのベランダを乗り越えようとしているCさん。「死ね」と命令されたと言う

Cさんのプロフィール

28歳。幼い頃からずっと「いい子」と言われてきた。しかし中学3年から不登校ぎみに。心配する両親と口げんかが続いたが、父親が急死。その頃から、体が動かなくなった。

❶ なにもする気が起きません。2～3年前から、お菓子を大量に食べては吐くようになりました。じつは、私にいろいろなことを命じる声が聞こえるのです。

❷ 私の横にいる誰かが、「死ね」と命令します。風邪薬や頭痛薬、家にあったあらゆる薬を全部、お酒で飲みました。これで死ねます。

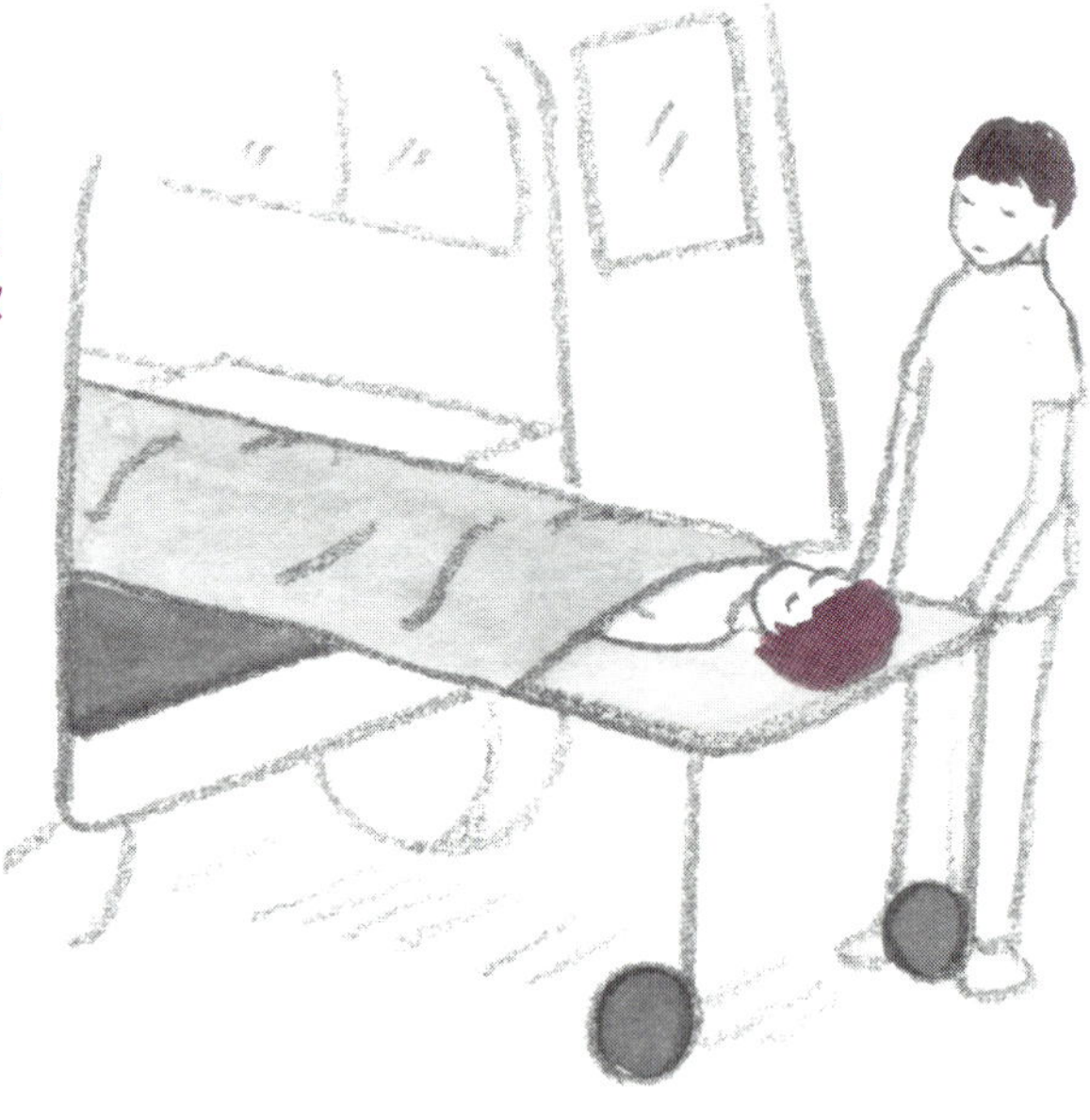

大量服薬をしたため、救急車で緊急搬送

❸ しばらく精神科に入院するうちに、落ち着いてきました。以後は通院することに。

❹ 私には記憶喪失があるようです。あるとき、気づくと、知らない駅に来ていたのです。どうやってここまで来たのか、まったく覚えていません。

券売機の前で立ちつくす。周囲の人も不審に思った

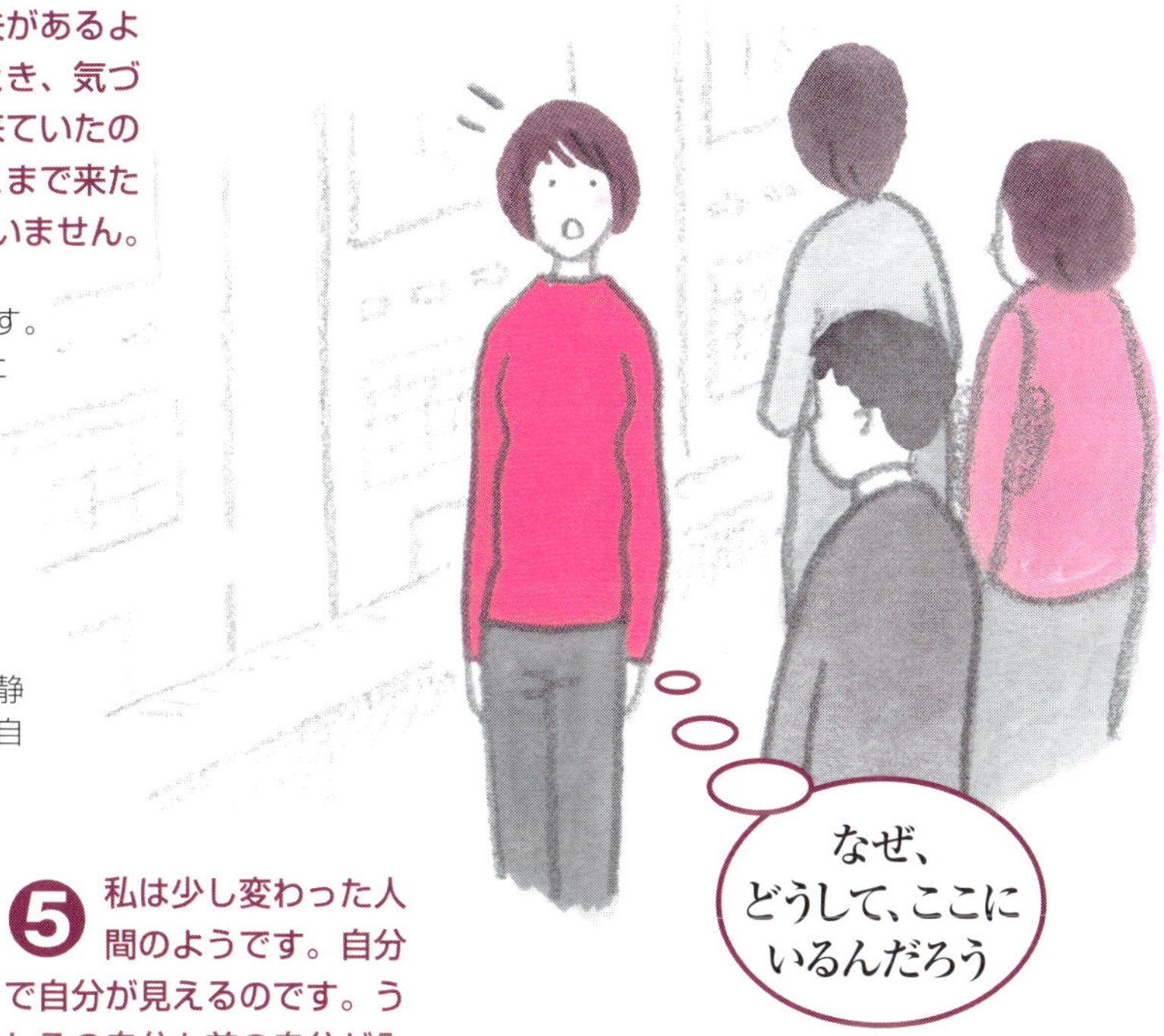
なぜ、
どうして、ここに
いるんだろう

うしろの自分は冷静に、鬱々とした前の自分を見ている

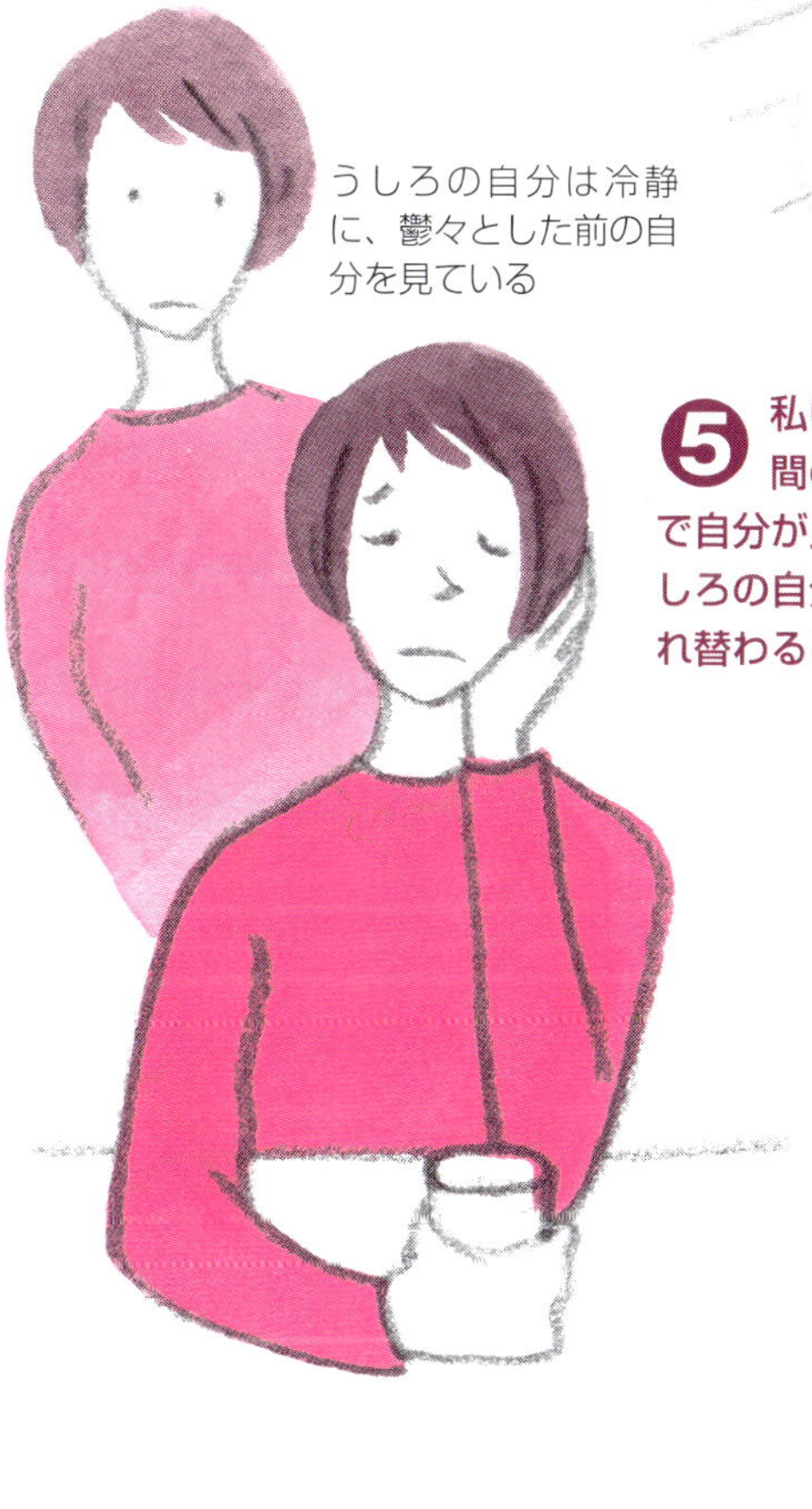

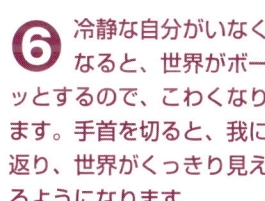

❺ 私は少し変わった人間のようです。自分で自分が見えるのです。うしろの自分と前の自分が入れ替わることもあります。

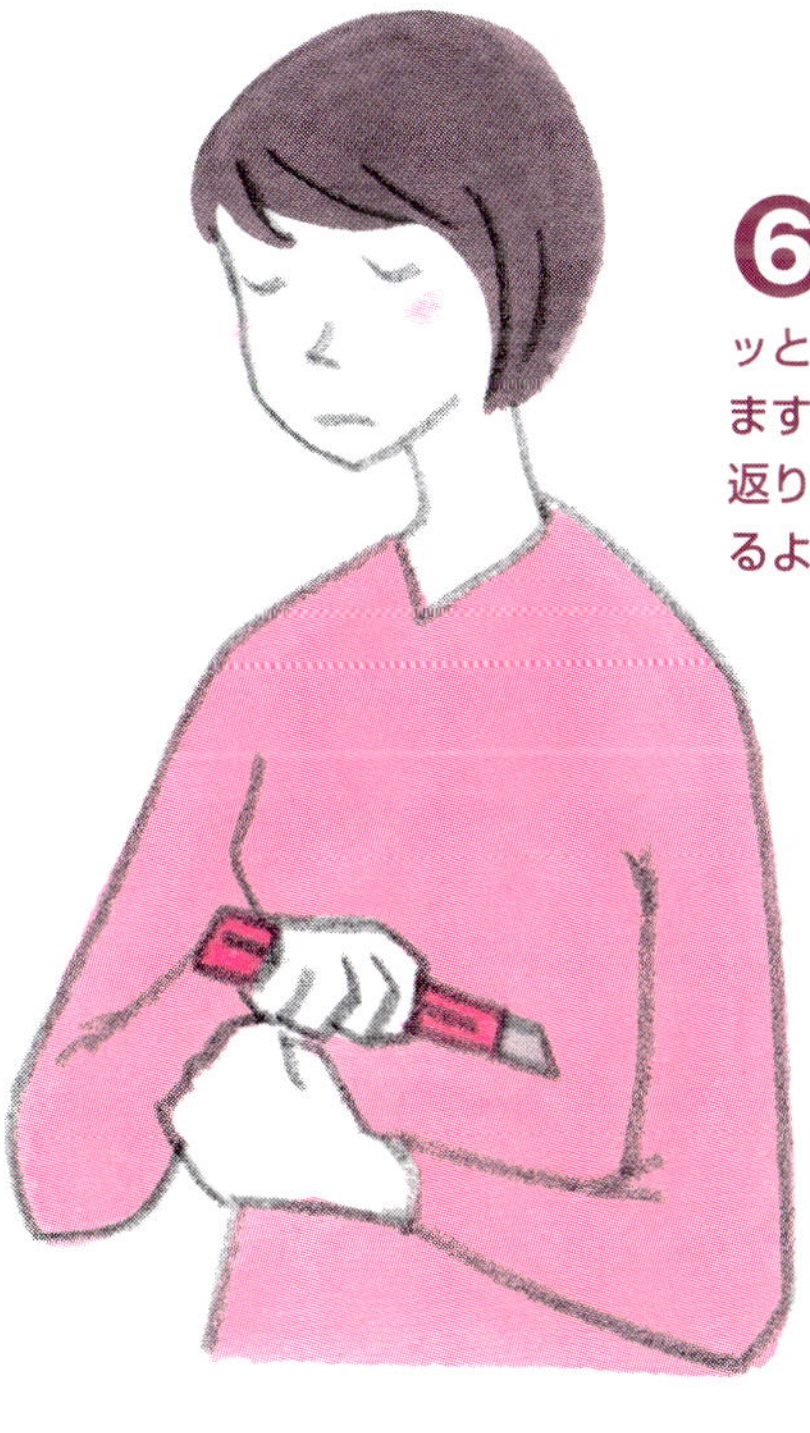

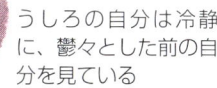

❻ 冷静な自分がいなくなると、世界がボーッとするので、こわくなります。手首を切ると、我に返り、世界がくっきり見えるようになります。

無言でリストカットをくり返すCさん。飲酒量も増えている

その後の経過はＰ93へ

気配がこわい

一人のはずなのに、うしろに誰かがいる

解離のある人に特徴的な訴えがあります。自分以外の誰かの気配を感じたり、影が見えたりすることです。そのため、日々の生活で恐怖や不安を感じています。

人？　霊？　黒い影がいる

「誰かに見られている気がする」あるいは「黒っぽい影が見えた気がする」というのは、誰でも一度や二度は経験があるものでしょう。部屋に一人でいるときに、ふと自分のうしろが気になることも、とくにシャワーを浴びているときや一人でいるときに多いもので、珍しい体験ではありません。

しかし、解離の場合は、こうした気配を感じる、あるいは影が見えるということが、つねに、しばしばあるのです。

こうした症状を「気配過敏症状」や「被注察感」といいます。気配や影の存在は一つのことが多いのですが、なかには複数の視線や気配を感じる人もいます。

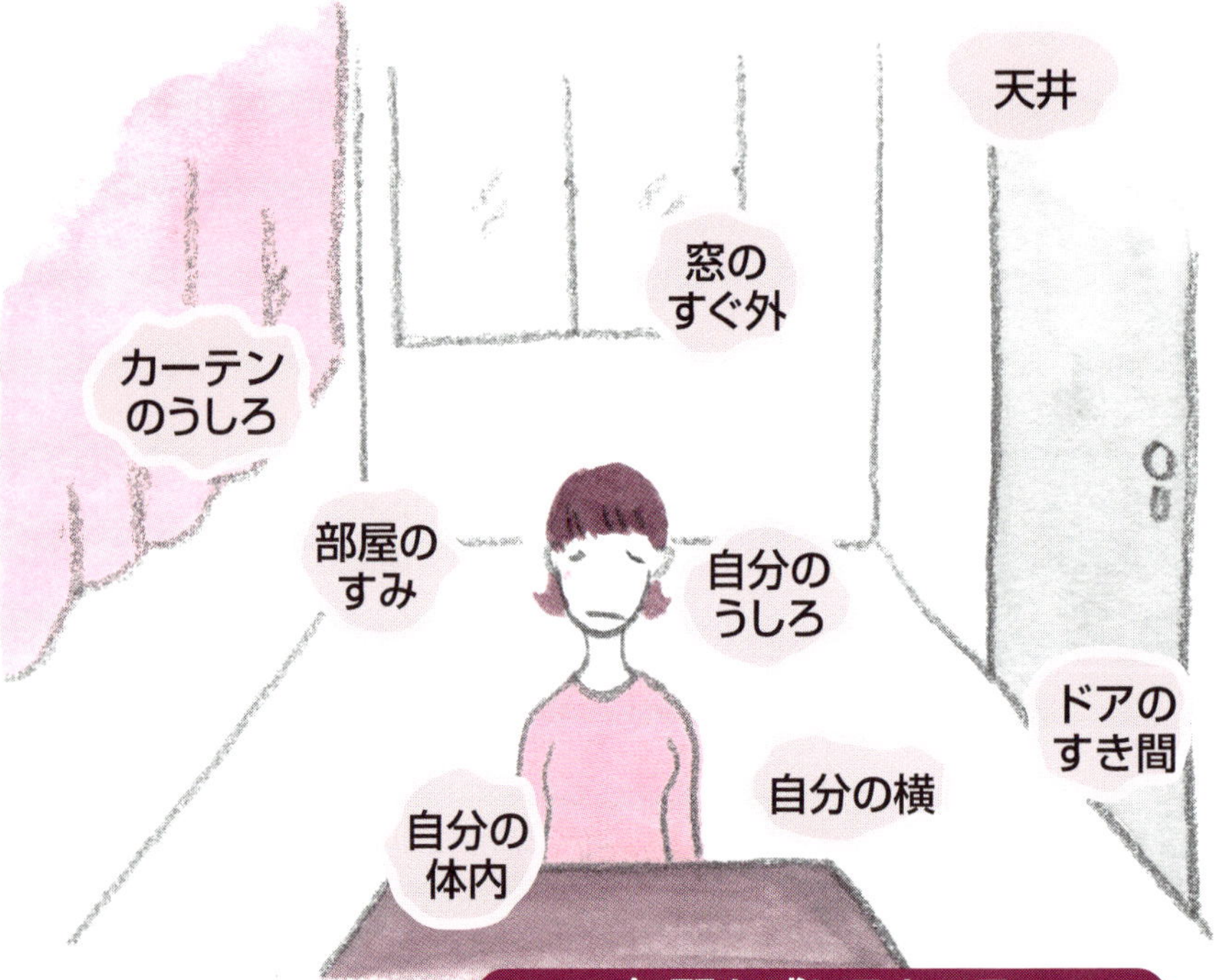
天井
窓のすぐ外
カーテンのうしろ
部屋のすみ
自分のうしろ
ドアのすき間
自分の横
自分の体内

家の中に、誰かの気配を感じるところがたくさんある

気配を感じるところ

もっとも多いのは、1～2mほど離れた斜めうしろ側です。自分のすぐうしろ、肩越しに見られていると感じる人もいます。また、部屋のあちこちに気配を感じたり、影が見えたりします。

マンションの5階なのに、窓の外を人影がうろうろしている。だんだん数が多くなってきて、私の部屋に入ってきそう

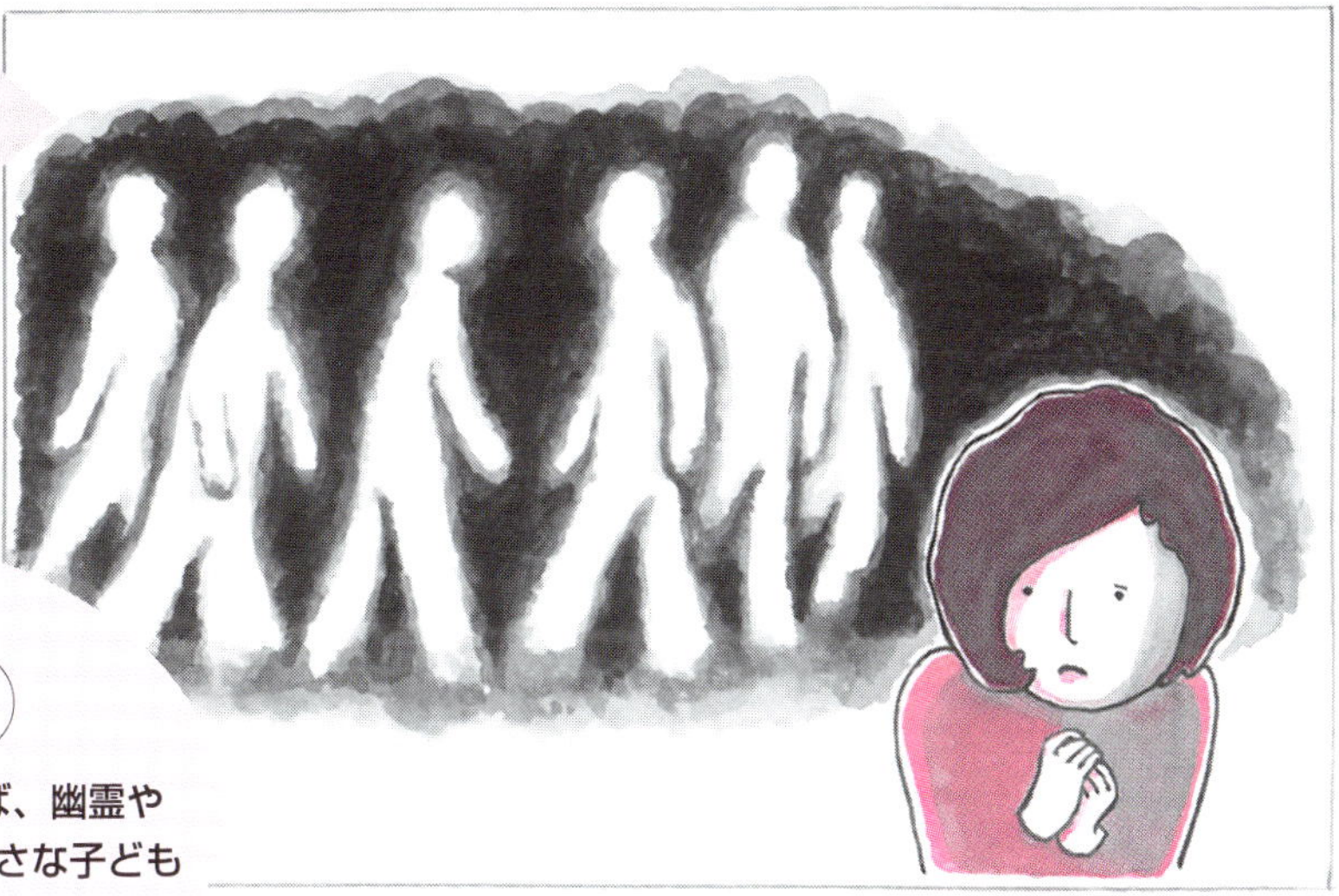

何の気配？

人　霊　影

気配の正体は人の場合もあれば、幽霊や妖精とも言う。また、動物や小さな子どものこともある。よくわからないが、黒や白の影が見えると言うことが多い

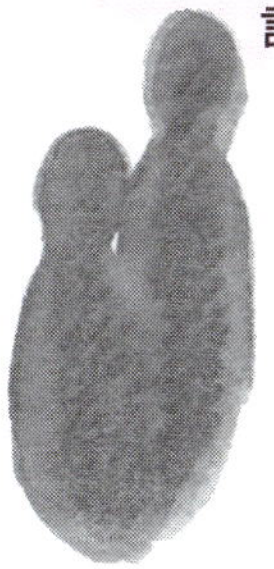

音におびえる

聴覚が過敏になっていて、かすかな物音にもおびえる。また、他人の怒鳴り声や攻撃的な言葉に驚いたり、大きな音をこわがったりする

いつ、感じる？

夜　いつも　一人のとき

夕方から夜にかけて、寂しく不安が強くなると感じる。場所は、部屋に一人でいるときをはじめ、トイレや風呂場、台所といった仕切られた空間が多い

本人の感じ方

死んだ人が出てくる

ここ数ヵ月、自分のすぐうしろに誰かがいるような気がします。ハッと振り返ると、黒い影が見えるのです。最近、知人が交通事故で亡くなったので、その人が幽霊になって現れているように感じます。でも、知っている人とはいえ、幽霊が出てくるとこわくてしかたありませんし、なぜか私も死にたくなってしまいます。

母には「幽霊なんていない」と何度も言われたのですが、私にははっきりと姿が見えます。

本人の感じ方

体内に気配がする

私の体の中には、小さな女の子がいます。いつもはおなかのあたりにいて、ときどき頭の中にも来ます。気が強くていじわるで、私のすることにブツブツ文句を言うのです。機嫌が良いときは二人でおしゃべりすることもありますが、なにをするにも見られているので、落ち着かない気分です。

お医者さんに「その子はいつからいるの?」と聞かれましたが、もうずっと前、私が子どもの頃からいるような気がして、よく覚えていません。

人がこわい

向こうから来る人が、急に迫ってくる

「人がこわい」と訴える人も多くみられます。学校や会社、電車やバスといった交通機関の中など、家を出ると不特定多数の中に身を置かねばならず、それによって強い恐怖や苦痛を感じています。

こわいと感じる状況

解離性障害に伴う対人過敏症は、日常生活の中の、ごくありふれた場面でしばしば起こります。こうした状況にいることで、緊張や不安、過敏が増強され、ぐったりと疲れ、なかには症状が悪化する人もいます。

人ごみの中で

不特定多数の人がいると、漠然と恐怖を感じる。病院の待合室、デパートの中などでは閉所恐怖の要素が重なって、息苦しさを感じることもある

電車に乗っているとき

電車内だけでなく、ホームで待っているときもこわい。うしろから誰かにホームに突き落とされる、自分がホームに吸い寄せられる気がする

町の中で

自分の顔が醜い、周囲から一人だけ浮いている、服装が変などと、自分だけが周囲の人と違うと感じてしまう。また、誰かに後をつけられたり、通りすがりに刃物で切りつけられたりするのでは、と不安を感じる

人がいるところ、どこでも

ともかく、自分以外の不特定多数の人がいると恐怖を感じる。自分が知っている人、いつもいっしょにいる人がいないと、その心細さから不安や緊張が高まって、ますます恐怖を感じる

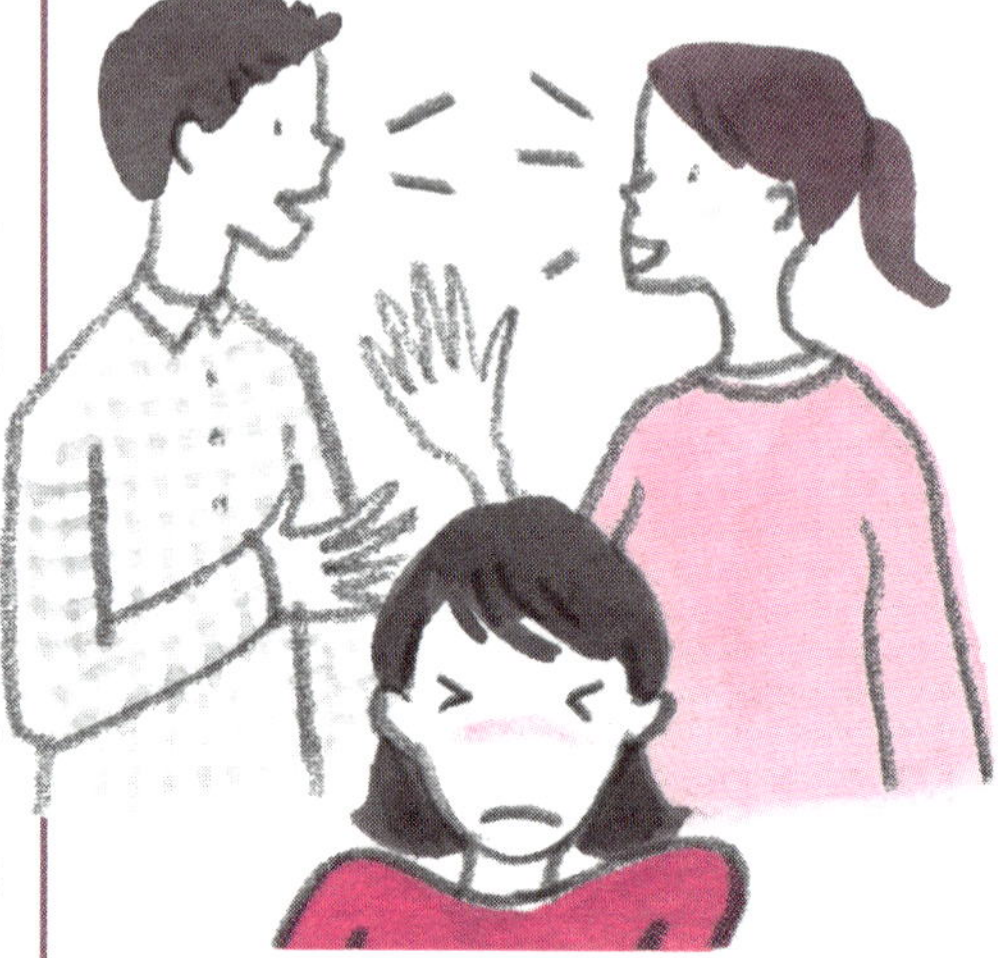

街で談笑している人がいると、自分のことをあざ笑っているようでこわい

人のなにがこわい？

視線　声　感情

大勢いること　存在

基本的に、他人に対して過敏におびえる傾向が強く、人ごみがこわい。その他者の視線、話し声、動くようすがこわい

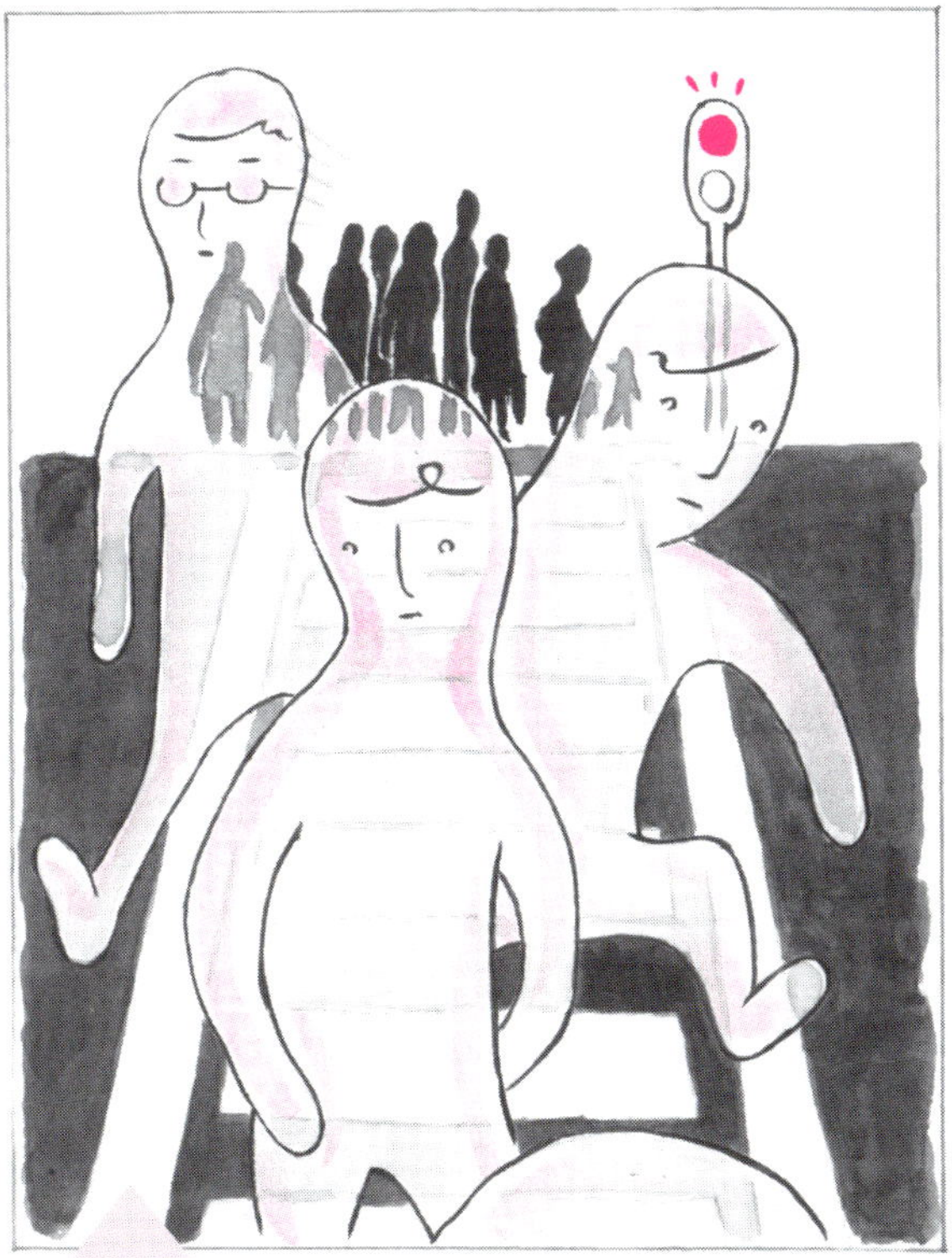

人が大勢いるところはこわい。横断歩道の向こうにいる人が、自分に迫ってくるように感じる

本人の感じ方

動いている人がこわい

私の場合、周りに人がたくさんいるところこわくなります。他人の手足や口の動きが奇妙に感じられて、違和感があるのです。どうして、こんなに変な動きをするのか、気持ちわるくなります。相手がよく知っている友だちや親でもそうです。人間じゃないような、なにか別の生き物がぐにゃぐにゃと動いているように感じます。

本人の感じ方

人の感情がこわい

子どもの頃、いっしょに暮らしていた祖父がとてもこわい人でした。急に大きな声で怒鳴るので、いつもビクビクしていました。そのせいで他人が怒ったり、大声を出したりすると体がこわばって動けなくなります。

どうすれば祖父に怒鳴られたり、叱られたりしないですむか、そのことばかり考えていました。

人がこわい。そこにいるからこわい

「人がこわい」という症状は「対人過敏症状」といいます。「気配過敏症」が家の中で起こるのに対し、対人過敏症は家の外、外出先でしばしばみられます。

人のなにがこわいのかはさまざまですが、ともかく人が大勢いることがこわいのです。ただ、ふだんは恐怖感はあまり強くなく、単に見られている感じがすると言います。根底に、他者への不信感があると考えられます。

本人の感じ方

声が聞こえると不安

ぼくは、人の話し声を聞くととても不安になり、逃げ出したくなります。笑い声もこわいです。

こっちを向いている人は、ぼくのことを見ているのではないかと思います。誰かと目が合ったり、視線を感じたりすると、なにか言われるのではないかと思って緊張します。知らない人に、いきなり刃物で傷つけられたりする不安がわいてくることもあります。

現実感がない

現実なのに、遠くの世界のように感じる

現実感がない、リアルな感じがしないという訴えも多くみられます。自分のことなのにまるで他人事で、自分を離れた場所から見ている自分がいる、という感覚をもっています。

すべてがあいまいに

解離の人は現実感に乏しく、自分がそこで生活している感じがしないと言います。一方で、非常にリアルな夢を見る人が多く、そのため現実との区別がつかずに、周囲の人と話がかみ合わず、生活に支障をきたすこともあります。

過去
いったい今がいつなのか、わからない。過去と現在が重なっている感じ
現在

生
生きている感じがしない、自分は無機物、他人とは違う生き物だと感じている
死

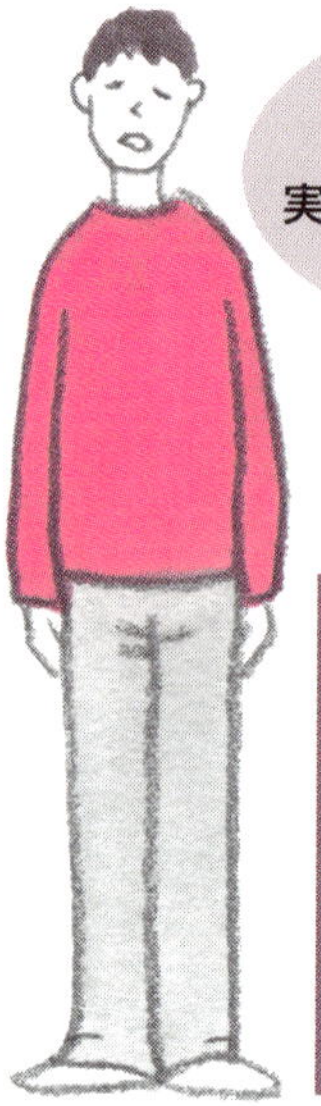

現実
実際に起きていることなのか、夢で見たことなのか、わからない
夢

こわい夢を見る

自分がおそわれたり、人が殺されたりするリアルでこわい夢を見る。あまりにリアルなため、現実だと思っている

デジャヴ※も
同じことを夢に見たという経験が多い。子どもの頃からひんぱんにあったと言う

※既視感

本人の訴え

自分が変
- 自分はにせものの人間
- 自分の体が大きくなったり小さくなったりする
- 自分の体に実感がない

ものが変
- ものがこわい
- ものにおそわれる
- ものが遠のいていく
- 周囲が映画のセットみたい

人が変
- 家族が遠ざかる
- 人が操り人形のよう
- 顔が大きくなったり小さくなったりする

ものと自分との関係がわからなくなる

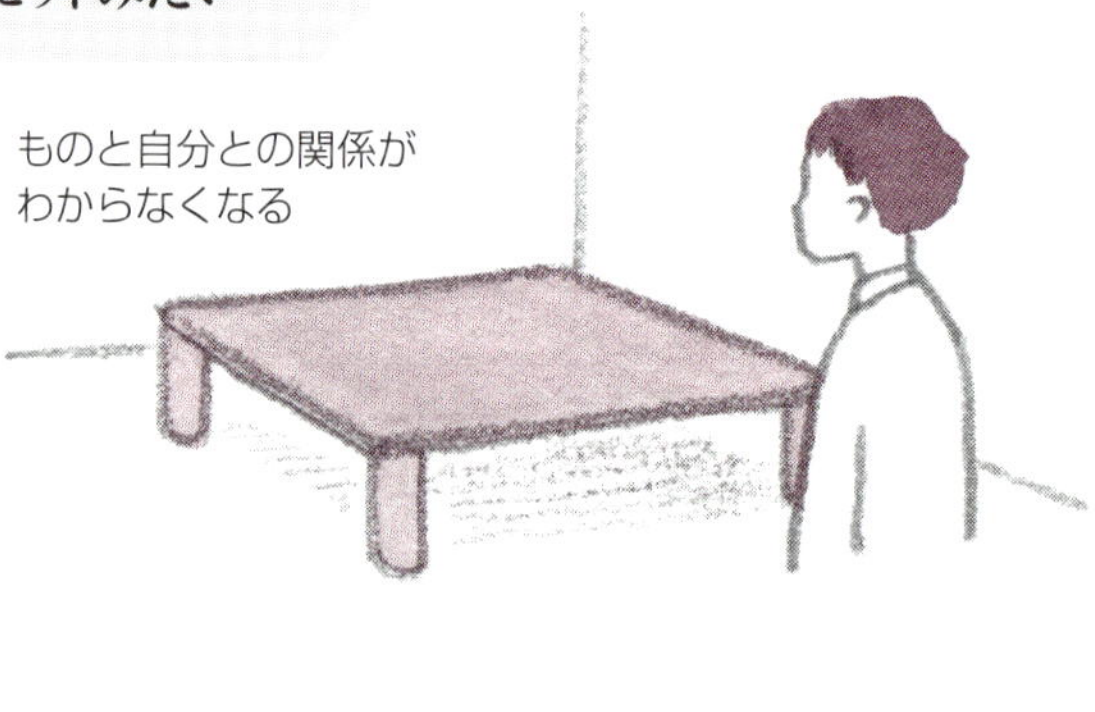

夢か、現実かわからなくなる

夢と現実の区別がつかない、という訴えもよく聞きます。自分自身に対し、非現実的な感覚があるのです。「まるで夢を見ているよう」とか「自分がここにいる実感がない」「ロボットになったみたいだ」などと訴えます。世界の中から、ふわっと自分が浮いて出てくるような感覚です。

体から離れた場所から自分のことを見ていると感じたり、自分の体が大きくなったり小さくなったりするような感覚を経験している人もいます。

本人の感じ方

部屋がふくらむ

一人で部屋にいると、部屋が大きくどんどんふくらんでいく感じがします。すごく広い部屋に、一人でポツンといる小さな私が見えるのです。あるときは、自分がすごく大きくなって、部屋の中が私でパンパンに満たされているように感じることもありました。

本人の感じ方

頭の中でシャカシャカと

私がいちばんいやなのは、誰かが私の頭をシャカシャカと振ることです。脳みそがクラクラ揺れるような感じがして、同時に昔のつらいことを思い出すからです。

頭をシャカシャカされると、すぐにその場から逃げ出したくなります。でも、逃げられず、結局は次から次につらいできごとを思い出します。そのとき、私は昔の私になってうずくまっています。

でも、どこかでそれを映画でも見るように眺めている自分もいるのです。

本人の感じ方

自分が宙に浮いている

ぼくは、急に自分が自分でコントロールできなくなることがあります。自分が生きているのか、死んでいるのか、わからなくなってしまうのです。

すると、どんどん自分が宙に浮かんでいきます。そして、上のほうから自分を見ているのです。周りの人と自分を見比べ、ぼくには血が流れていない、ロボットなのかもしれないと思うこともあります。このとき、死に対する不安はなくなりますが、生きている実感もないのです。

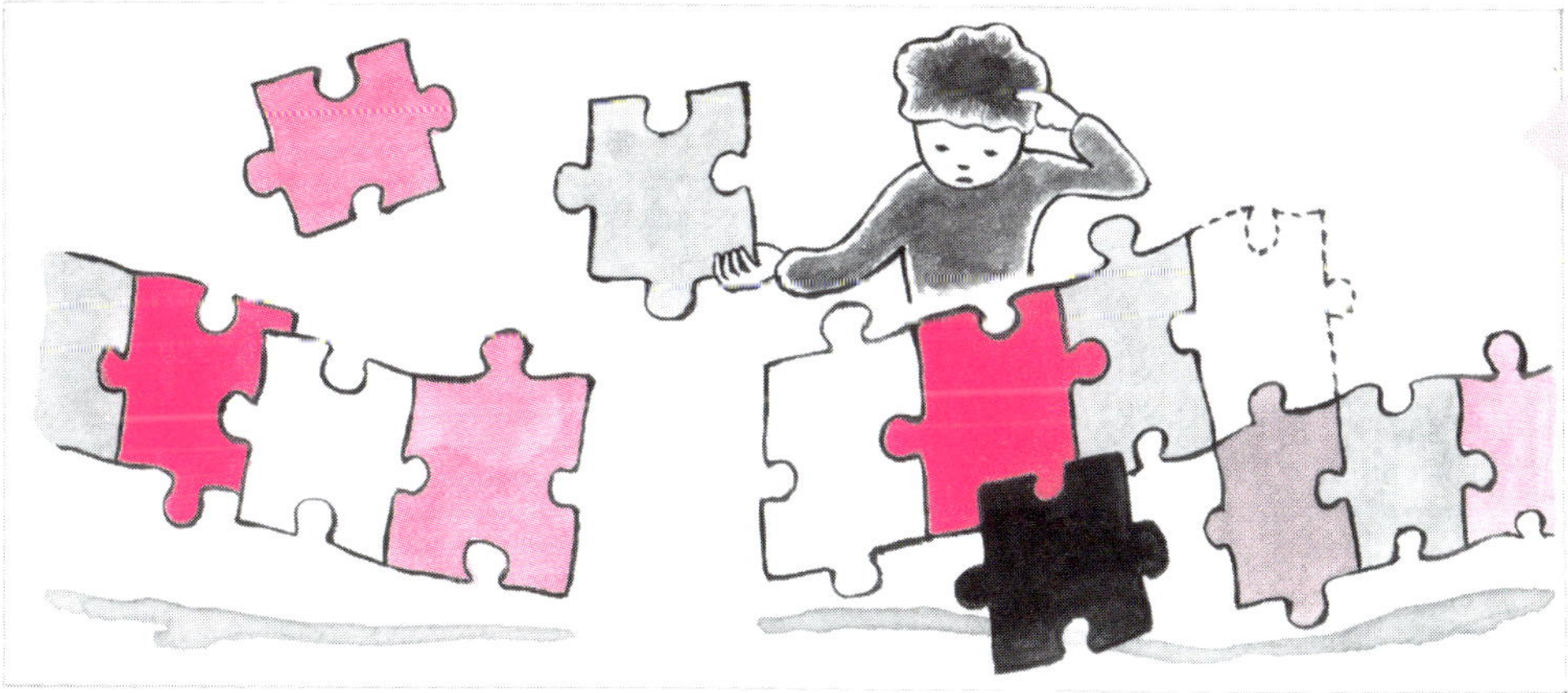

時間の流れがまっすぐでなく、ものごとが連続していない。記憶がスコッと抜けているところがある

幻聴がある

「おーい!」と自分を呼ぶ声が聞こえる

幻聴を訴える人もいます。
もともと解離の症状がある人は、
音に過敏な傾向があります。
幻聴の内容は、自分を呼ぶ声や命令など、
さまざまな声や音が聞こえると訴えます。

聞こえてくるのは……

幻聴の内容は人によってさまざまですが、なかでも多いのが自分に命令する声です。「死ね」という声が聞こえるというケースが非常に多く、そのため自傷行為や自殺を図ることがよくあります。

お前はじゃまものだ

死ね

言葉

自殺や自傷を命令する言葉が聞こえることが多い。なかには「外に出して」「苦しい」などの別の人格の声が聞こえる

いっしょに死のうよ

ザワザワ

声

子どもの泣き声、雑踏で多くの人が話す声、つぶやく声などが聞こえて、うるさいと訴える。「頭の中がうるさい」「頭の中でノイズがする」と表現することもある

♪

音楽、歌

頭の中で一日中、あるいは持続して音楽が鳴っていると訴える。解離の場合は、頭の外から聞こえることは少なく、頭の中から聞こえるものが多い

ガタガタ

音

単純な物音が聞こえる。ドアをノックする音や戸がガタガタする音、救急車などのサイレン、玄関のチャイム、電話の着信音など

恐怖感

頭の中で大勢の人の声が押し寄せ、ザワザワして異常にうるさいとか、他人と自分の会話の区別がつかないと訴えるときは、別の人格の存在が関係していることがある

映像を伴うこともある

幻聴といっしょに映像が頭の中に噴き出してきて、収拾がつかないこともある。脈絡がなく、自分と関係があることかどうかもわからない。まるで、頭の中で勝手に映画やDVDを再生しているみたいだと言う

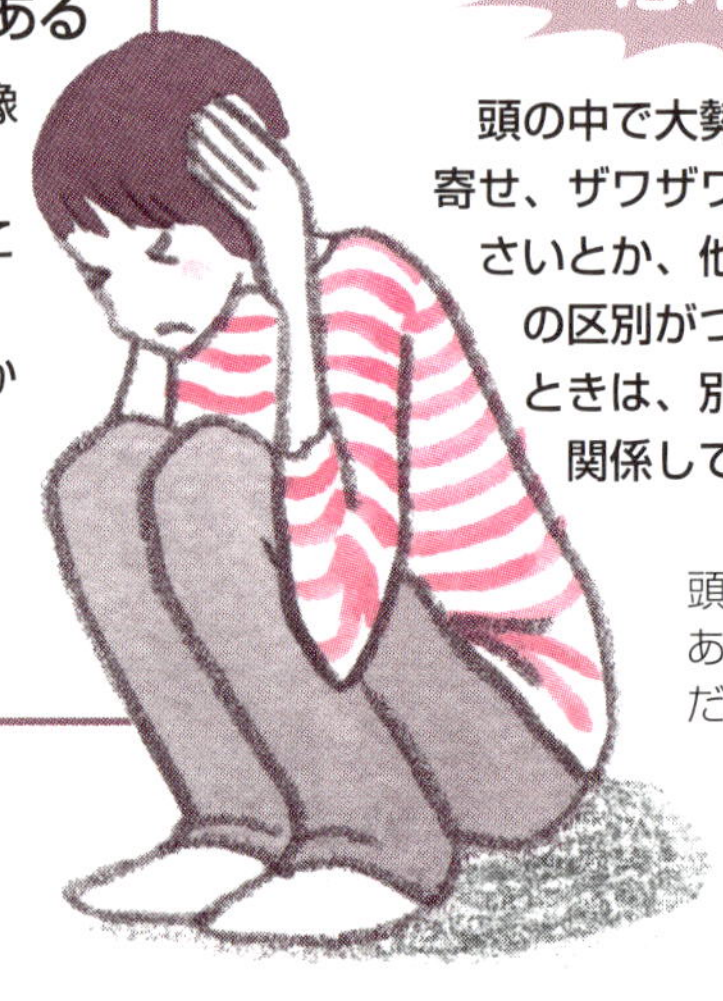

頭の中で自分の声があふれて爆発しそうだと訴える人もいる

自分に話しかける声が聞こえる

幻聴で特徴的なのは、意味のある、短い言葉で話しかけてくるというものです。名前を呼ばれたり、電話などの単純な音、本人が不安やおびえを感じていることを言われる場合もあります。

声は自分の内側からのことが多いのですが、外側からも聞こえます。外側からの場合は耳元や背後など、誰かの気配を感じるほうから聞こえることがほとんどです。

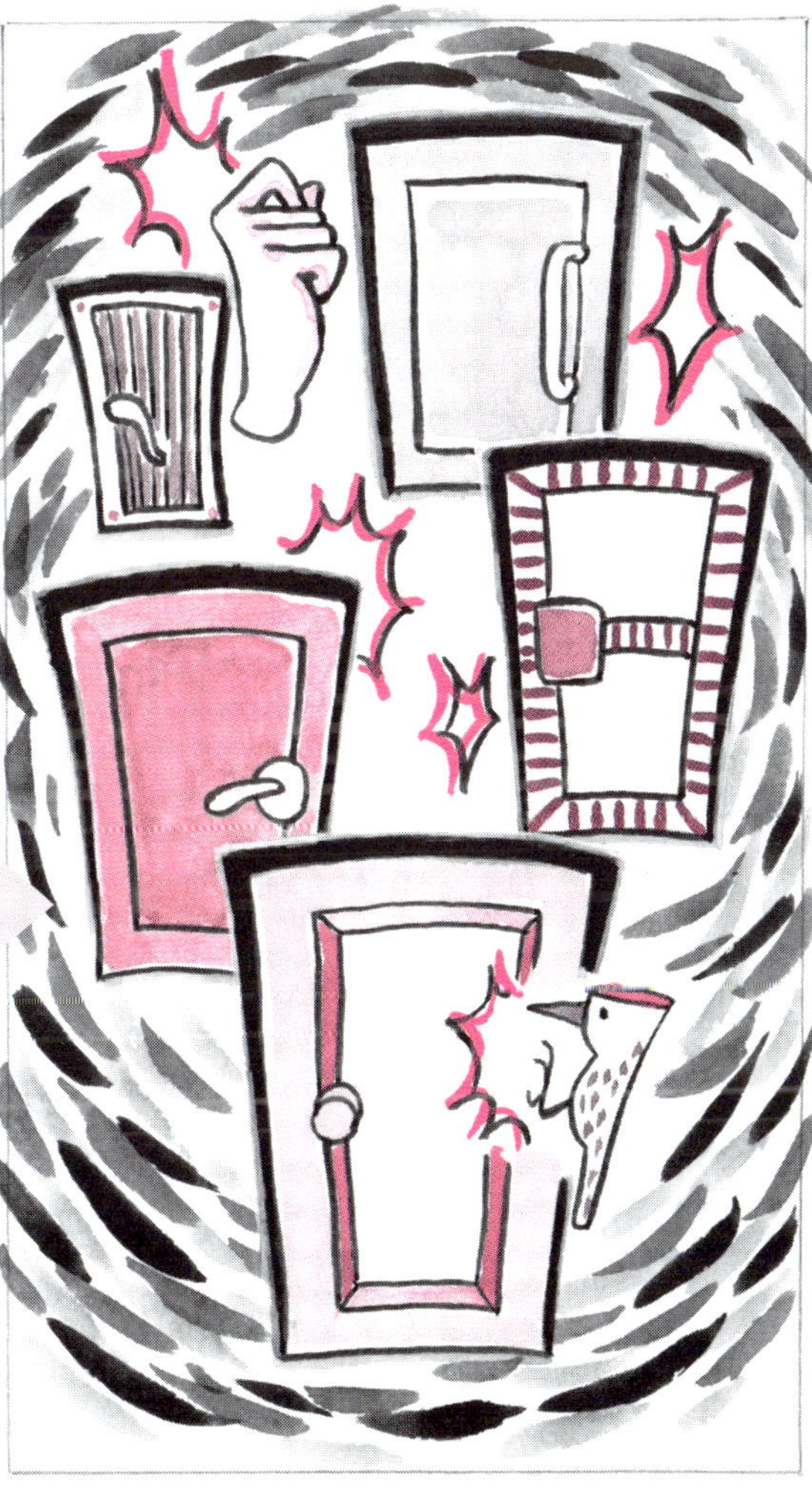

ドアをノックする音がひんぱんに聞こえる。頭の中から聞こえてくるような気がする

本人の感じ方

赤ちゃんが泣いている

頭の中で過去のいろいろなことが急によみがえってきてパニックになると、必ず赤ちゃんの泣き声が聞こえてきます。中絶した過去があるので、その声を聞くと苦しくて死にたくなります。

あまりに苦しく、気持ちのコントロールができないので、体を痛めつけます。それで、はさみやカッターで自分の手を刺します。

本人の感じ方

対話もできる

私は、私の中にいる女の子とおしゃべりをします。頭の中からその子の声がしてきて、話を聞いてくれたり、アドバイスをしてくれたりするのです。今度、遊びに行こうと誘ったりもします。

もう一人の子は「いっしょに死のう」とか「あっちに行けば楽になれるよ」と耳元で言うだけで、私の話は聞いてくれません。

本人の感じ方

臭《にお》いもしてくる

ぼくのうしろにいる人が、やたらとしゃべるのでとてもうるさいです。この人がしゃべると、タバコの臭いがしてきて、ぼくはこの臭いがとても嫌いで、気分がわるくなります。

幻を見る

目の前に過去の風景がありありと見える

幻覚や悪夢をよく見るのも特徴の一つです。白昼夢のようなもの、リアルで、触ったり話すこともできるものがある一方、見ている本人も幻だとわかっていることがあります。

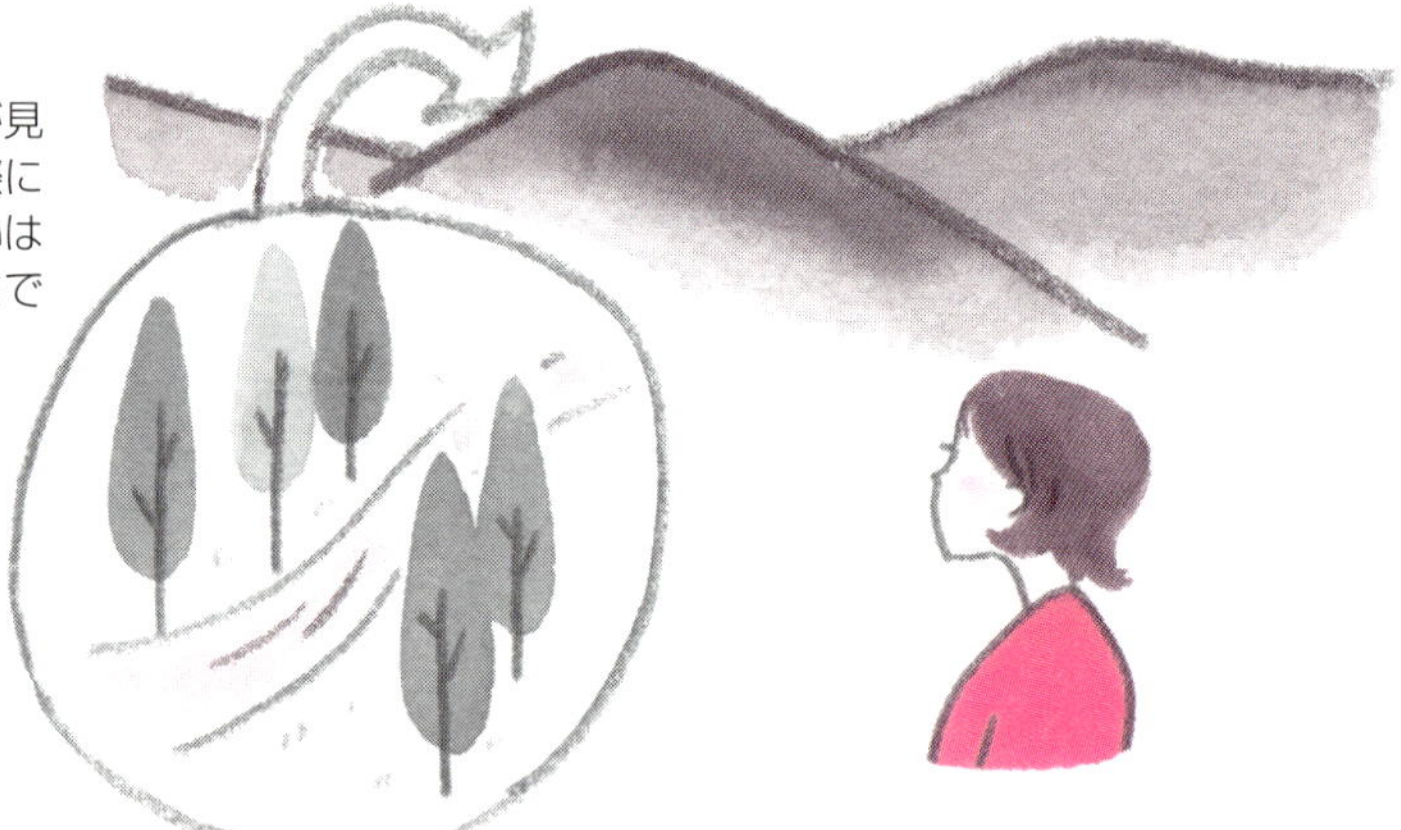

たとえば、山が見えるとき、実際には見えていないはずの山の裏側まで鮮明に見える

本人の感じ方

幻覚は、過去の経験や想像したことなどが、まるで目の前に現れたかのように見えます。頭の中に映像がどんどん浮かんでくることもあります。幻覚は視覚だけでなく、聴覚、嗅覚、触覚なども伴います。

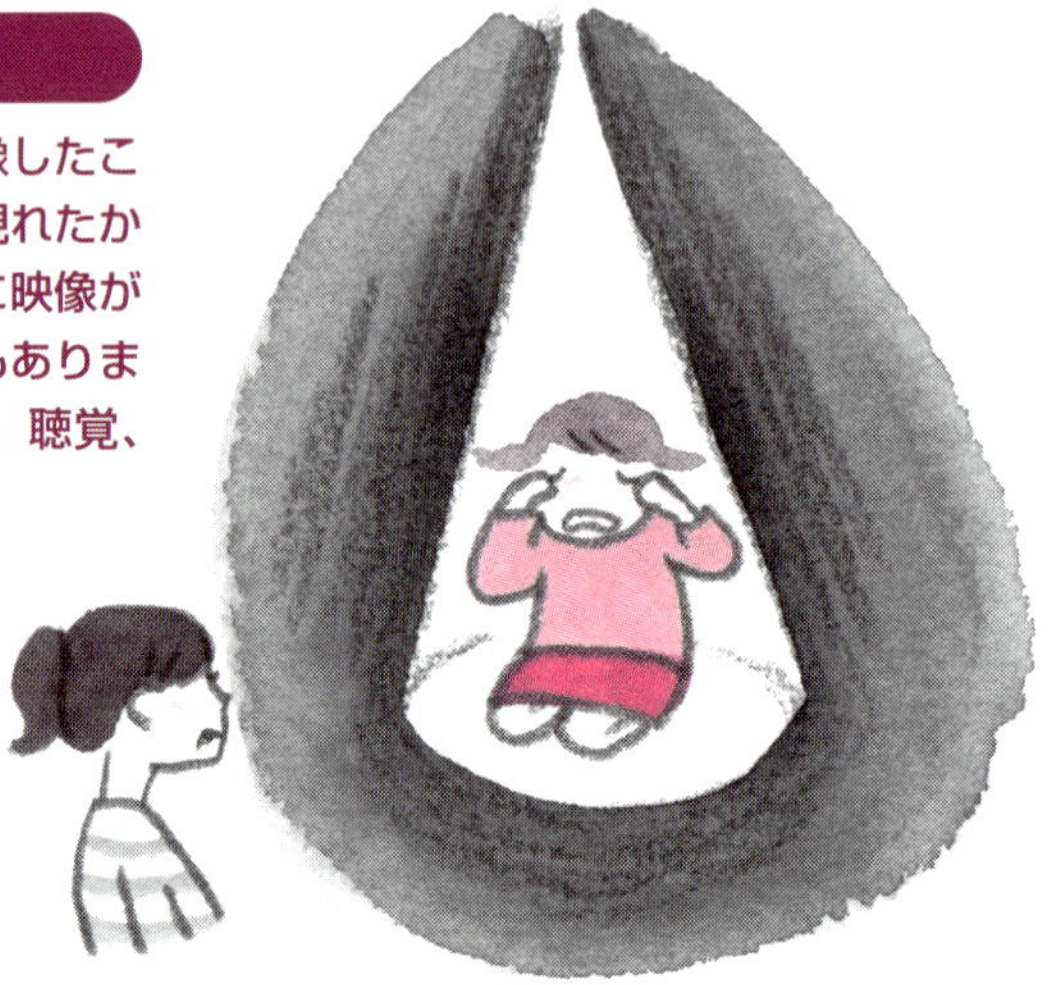

すぐ目の前に、過去の自分が見えることもある。たとえば、試験の成績がわるく、叱られて泣いている自分や暴力におびえる自分の姿が見える

見えて、話せて ふれることもできる

幻を見ることを「幻視」といいます。厳密な分類はむずかしいのですが、解離の人の幻視にはいくつかの種類があります。

一つは、自分の視点で見るものです。黒い影や霊が見えるのはこのタイプです。

頭の中に映像や言葉、感覚などが一気に押し寄せてくるタイプは、見ているうちに不安が強くなったり、興奮してくることがあります。逆に、ぼんやりしているときに白昼夢を見ることもあります。

なにより特徴的なのは、とてもリアルな夢や幻を見ていることで、そこでは直接ものにふれたり、会話したりすることがあります。

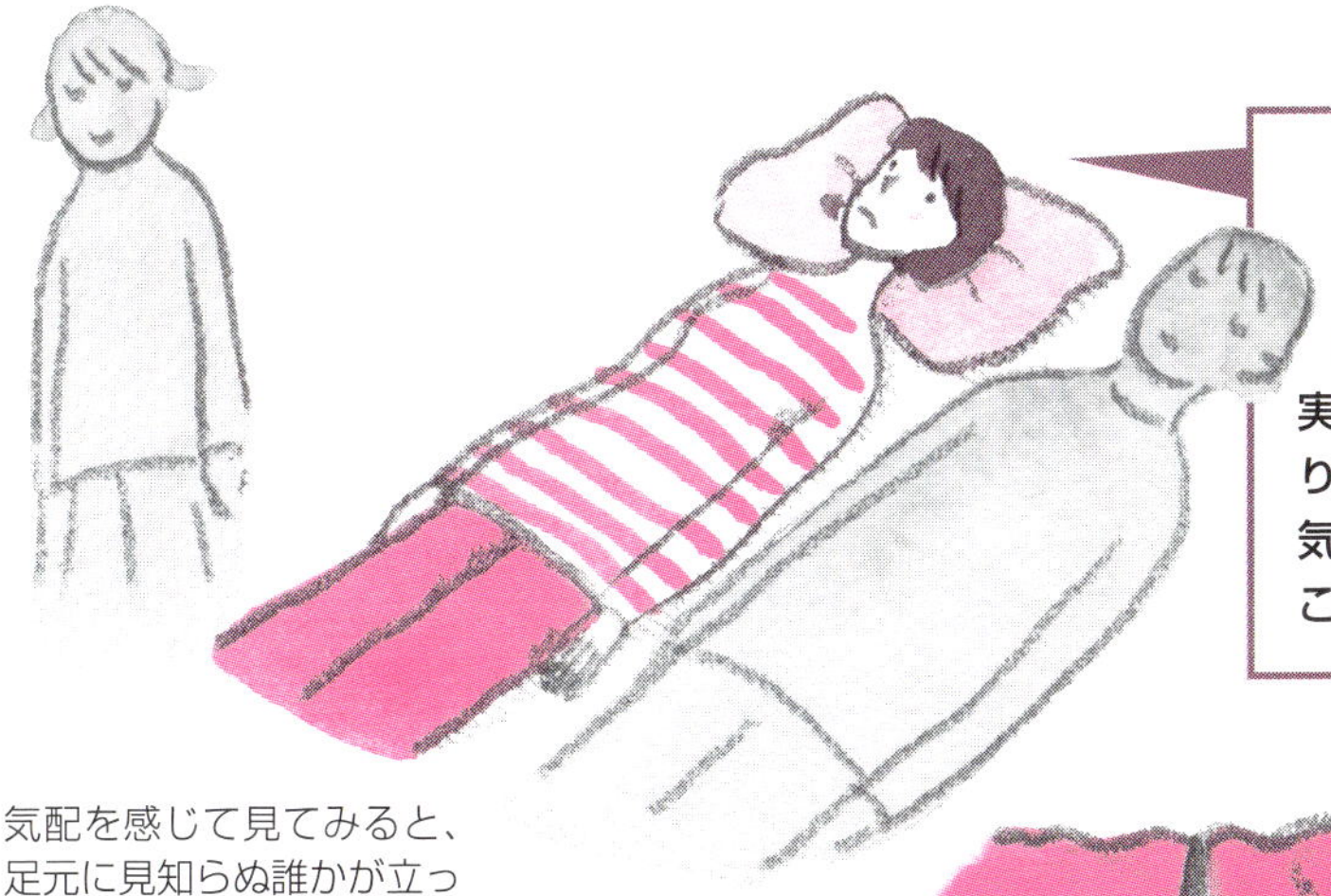

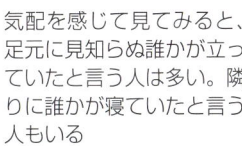

気配だけではなく、はっきりと

解離の幻覚は、見えるだけでなく、実際に手でふれたり、声や音を聞いたり、会話をしたりできることがある。気配だけがするのではなく、本当にそこに人がいるかのように感じる

気配を感じて見てみると、足元に見知らぬ誰かが立っていたと言う人は多い。隣りに誰かが寝ていたと言う人もいる

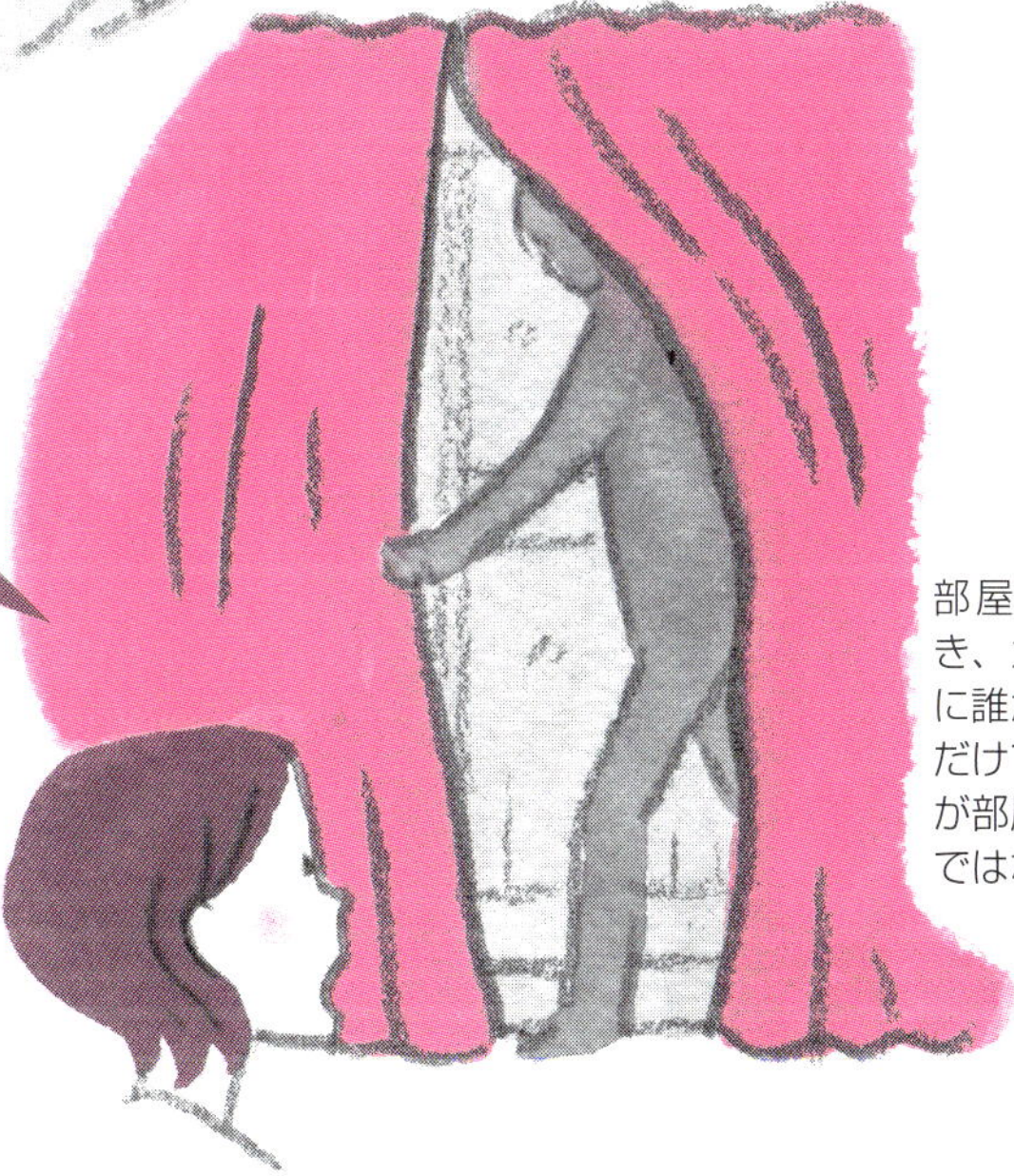

誰かが来る？

窓ガラスに人影が映ったり、ベランダに人がいるように感じる。壁が自分に迫ってきて、人間がそこから出てくるように見えることもある

部屋に一人でいたとき、カーテンのすき間に誰かの気配を感じるだけでなく、その誰かが部屋に入ってくるのではないかと思う

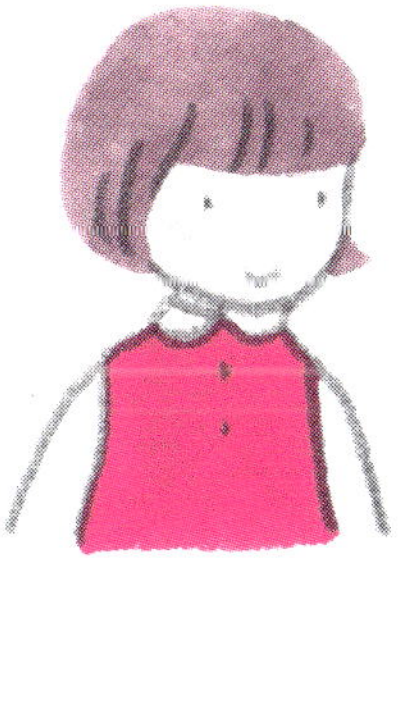

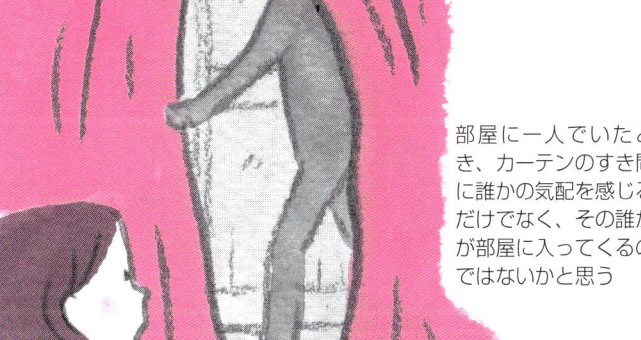

幼い頃、友だちが一人もおらず、いつも空想の友だちと遊んでいた。夕方の公園でブランコや滑り台をしていたという

昔からずっといっしょにいた

子どもの頃からずっといっしょにいる空想上の友だちの姿を見ることも多い。本人のことをよく知っており、孤独や不安を癒《いや》し、遊び相手や話し相手になってくれる

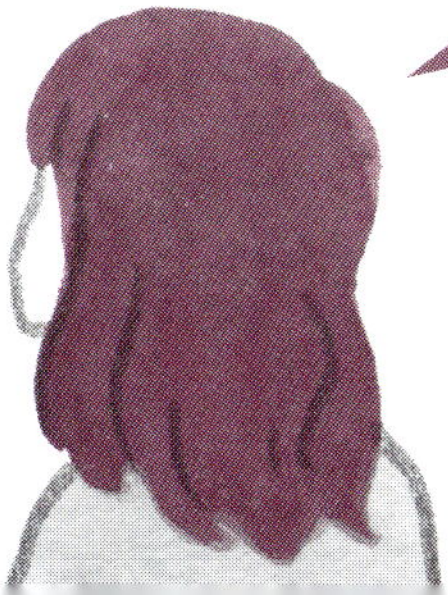

自分を見る

体から魂が抜け出て、自分を見下ろしている

うしろや上から自分を見ている自分がいる、というのは体外離脱体験ともいえます。解離のある人にはこうした経験をもつ人がよくみられます。

自分が二人いる

体外離脱を経験した人は、肉体をもっている自分（実体）と、その肉体から抜け出した自分の二人がいると言います。

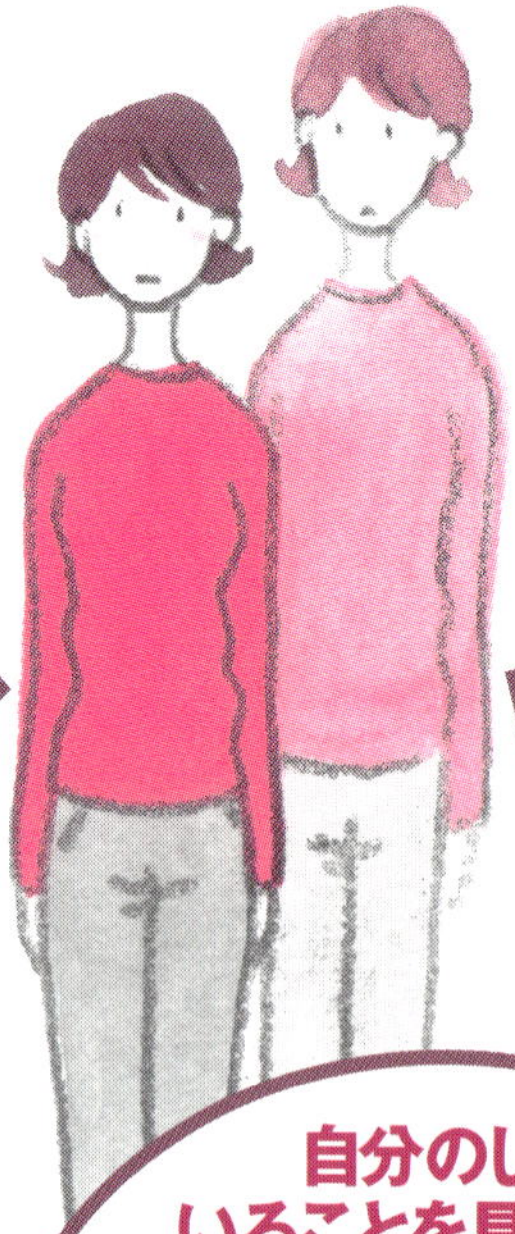

うしろの自分から見られている

実体の自分

実体の自分は肉体に縛られ、逃避することができない。この自分は、自分を見ている「もう一人の私」がいると知っていたりする

目の前の自分を見ている

自分のしていることを見ている

●泣いている　●怒られている
●じたばたしている　●勉強している
●座っている　●寝ている

体から抜け出した自分は、実体の自分がすることを冷静に見ている。現実から逃れることができない実体の自分を眺めている

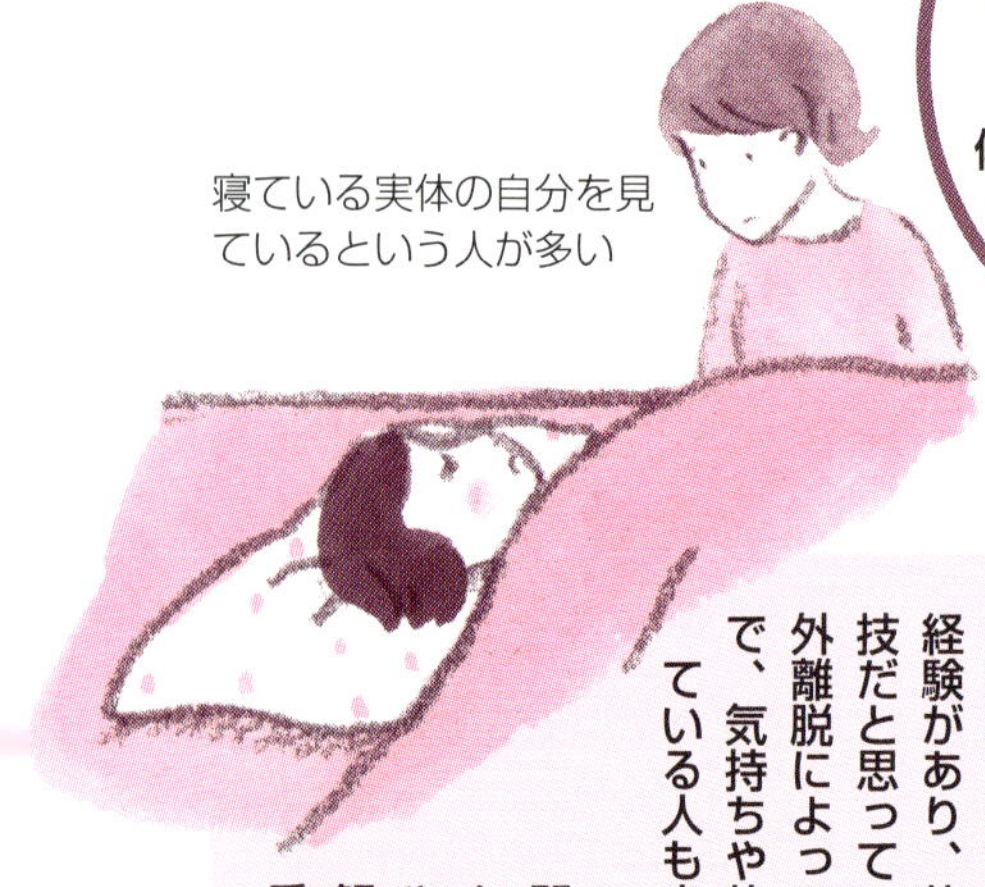

寝ている実体の自分を見ているという人が多い

自分でも体外離脱だとわかる

自分の体から魂が抜け出して、自分を見ている――。こんな話は経験がない人にとっては、まるで霊体験やドッペルゲンガー※のことかと思うかもしれません。

しかし、解離では体外離脱の経験やこうした幻視を見ることが非常に多いのです。

なかには、幼い頃からこうした経験があり、体外離脱を自分の特技だと思っている人もいます。体外離脱によって自由になれることで、気持ちや体が楽になると感じている人も少なくありません。

別人格の存在とも関係していることがあるので、体外離脱や幻覚があることは解離の症状としては重要だといえます。

※ドッペルゲンガーとは二重身の意味のドイツ語。もう一人の自分を見るという体験で、これを見た人は死の前兆などといわれた

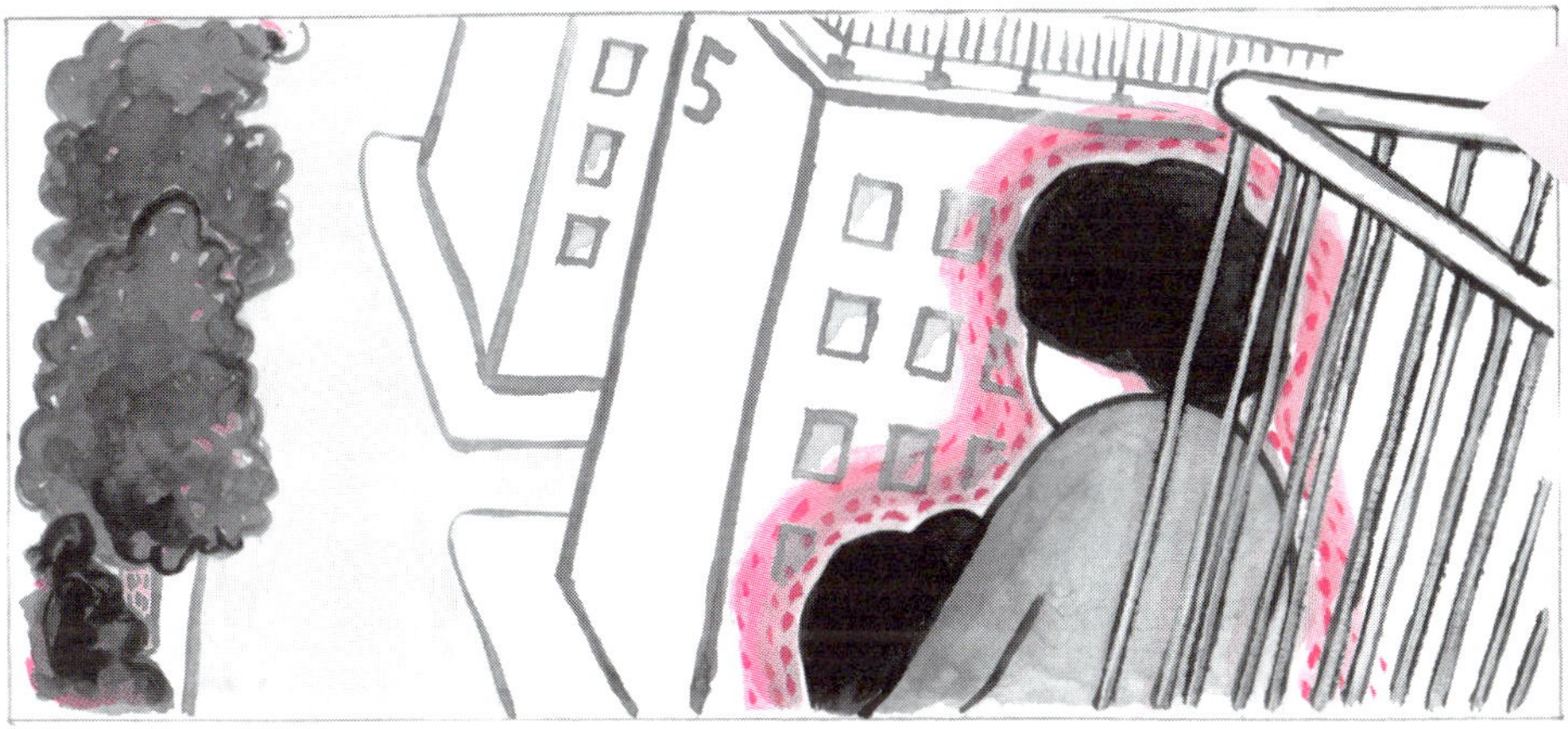

自分は寝ていたのに、体外離脱をして空中を飛び、四階の柵の向こうに座って、そこから下の景色を眺めていた

本人の感じ方

情けない自分に腹を立てていた

気が弱くて、いつも周りの人の言いなりになってしまいます。そんな私のことをもう一人の私がなじります。

母に聞いたのですが、この前、私がものすごい形相で「うるさいっ！　あんたは黙って！」と、突然母に怒鳴りだしたというのです。私は「もう一人の私のしわざだ」と思いました。もう一人の私は、私のことを弱虫だといつも腹を立てていました。だから、私の代わりに文句を言ったのです。

本人の感じ方

鏡の中から話しかけられそう

昔から、鏡を見ることがとてもこわいのです。

鏡に映っているのが自分ではない気がするし、もう一人の私が鏡の中から話しかけてきそうだからです。

もう一人の私が、ずっとそばにいることはわかっています。それでも、面と向かって話しかけられたら、どうしたらいいのかわかりません。

見る自分と見られる自分

自分の体から自分（魂と呼ぶ人もいる）が抜け出して、背後や上から第三者のような視線で自分の姿を見るという体験をしている人も少なくありません。

たとえば、泣いている自分の姿を、体から抜け出した自分が見ているのですが、見ている側の自分はわりと冷静だと言います。なかには、元に戻れるか不安に感じたり、情けない姿の自分を見てイライラしたりする人もいますが、客観的な態度のことが多いようです。

見られる側は恐怖感をもつ

見ている側の自分はわりと客観的な態度を保っていることが多いが、見られている側の自分、つまり実体の自分は恐怖や不安、緊張を感じていることが多い

記憶喪失

メールや電話の履歴があるのに記憶がない

診断の際、重要な要素としてあげられているのが「健忘《けんぼう》」、つまり記憶がないことです。一部分の記憶がまったくなかったり、すべての記憶がなくなったりするケースもあります。

自分の言動を覚えていない

解離の人の「記憶がない」と言うのは、たとえば、お酒を飲みすぎて記憶が飛んだとか、あまりに昔のことで覚えていないというのとはまったく違います。

解離の人の健忘は、自分の言動、人間関係、友人や恋人の存在など、忘れるはずがないものを覚えていません。また、自分がなにをしていたのかわからない、あるいは思い出せない時間帯や日時があるのが特徴です。家族や周囲の人から態度や話し方、服装などの違いを指摘されたり、驚かれたりすることもあります。

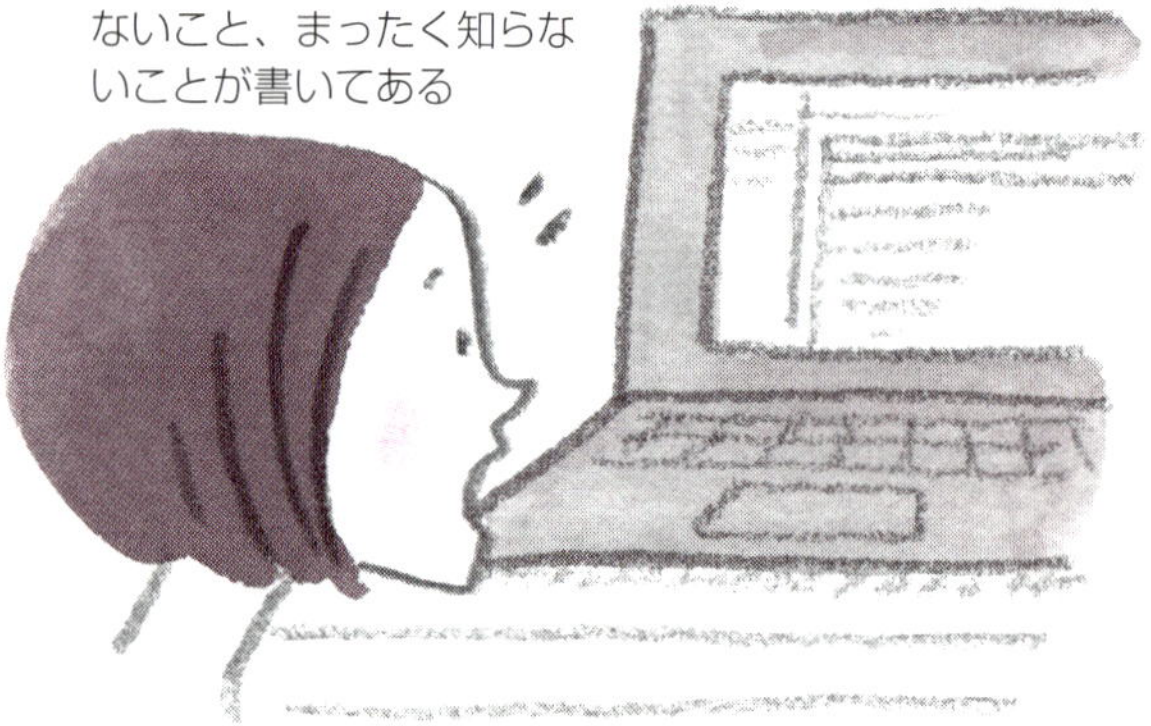

自分のパソコンのメールの着信・送信履歴に身に覚えがないものがある。メールの内容も自分が書きそうにないこと、まったく知らないことが書いてある

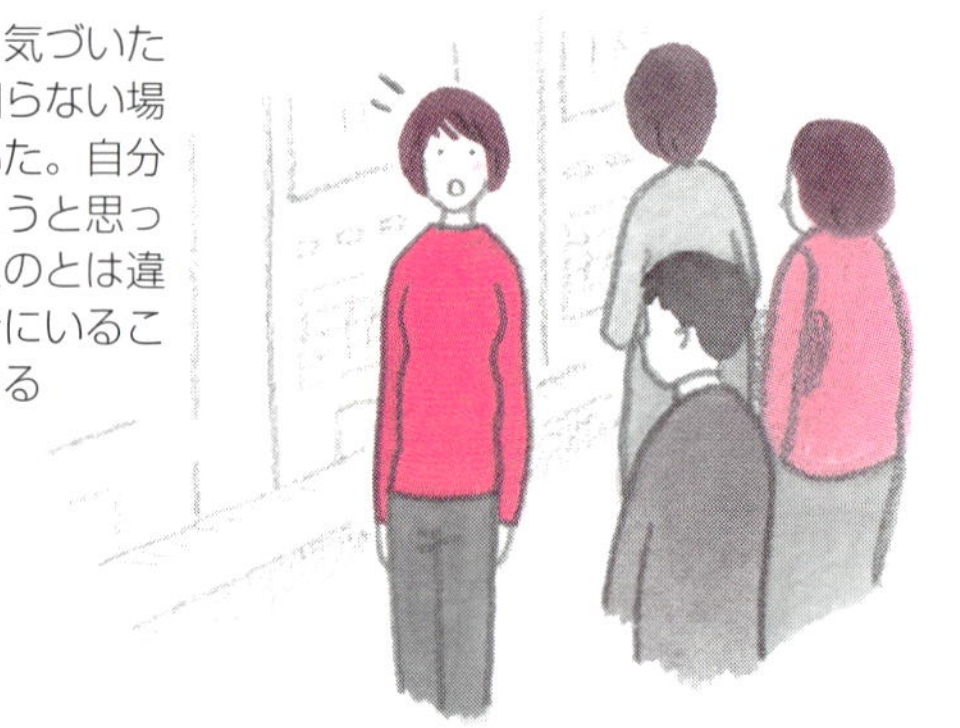

ハッと気づいたら、知らない場所にいた。自分が行こうと思っていたのとは違う場所にいることもある

自分が何人かいるらしい

自分でもいろいろな自分がいることを知っている。自分以外の人間が、自分の代わりに行動していることをうすうす気づいていることも多い。

強気な自分

赤ちゃんのような自分

過食をしている自分

ふつうの自分

わけがわからなくなっている自分

弱気な自分

記憶の失い方

解離の人の健忘は、生活の一般的なことを覚えているのに、ある部分だけがすっぽり記憶が抜け落ちます。極端な例では、自分の名前も年齢も家族のことも全部わからなくなります。

断片的

ある部分の記憶がなく、そのとき、どこでなにをしていたのかわからない。たとえば、子どもの頃の記憶、卒業、就職、結婚などの自分の生活史の一部が記憶にない。買った覚えのないものが部屋にあったり、他人から覚えのないことを指摘されたりする

なくした記憶は

- 診察を受けたことを忘れている
- なんで泣いているのかわからなくなる
- 前日に暴れたことを覚えていない
- 家の中に知らないものがいっぱいある
- 記憶の時間的な順番がバラバラ
- 悩みを相談したらしいが内容を覚えていない
- どうしてここにいるのかわからない

ほとんど全部

自分に関することをすべて忘れてしまう。自分がどこの誰かもわからなくなる。こうした状態が続くと「全生活史健忘」と診断される。男性では遁走《とんそう》（突然の放浪）を伴うことが多い

より重要なことも

自分の両親・きょうだい、配偶者や自分の子どもなど、重要な存在がわからなくなることもある。恋人や友だちだと言われても知らないと答える

本人の感じ方

隣にいる男性に「恋人」と言われたが……

会社の帰りや休日によく見かける男の人がいます。ある日、その人が親しげに話しかけてきました。少し話をしているうちに、観た記憶がない映画の話をするので「なんのこと？」と聞いたら、笑われました。そこで「私たち、どういう関係？」と聞いたら、「恋人だよ」と言われて、すごくびっくりしました。

そう言われれば、つきあっているようすを夢に見たことがありましたが、現実のことだとは思っていませんでした。

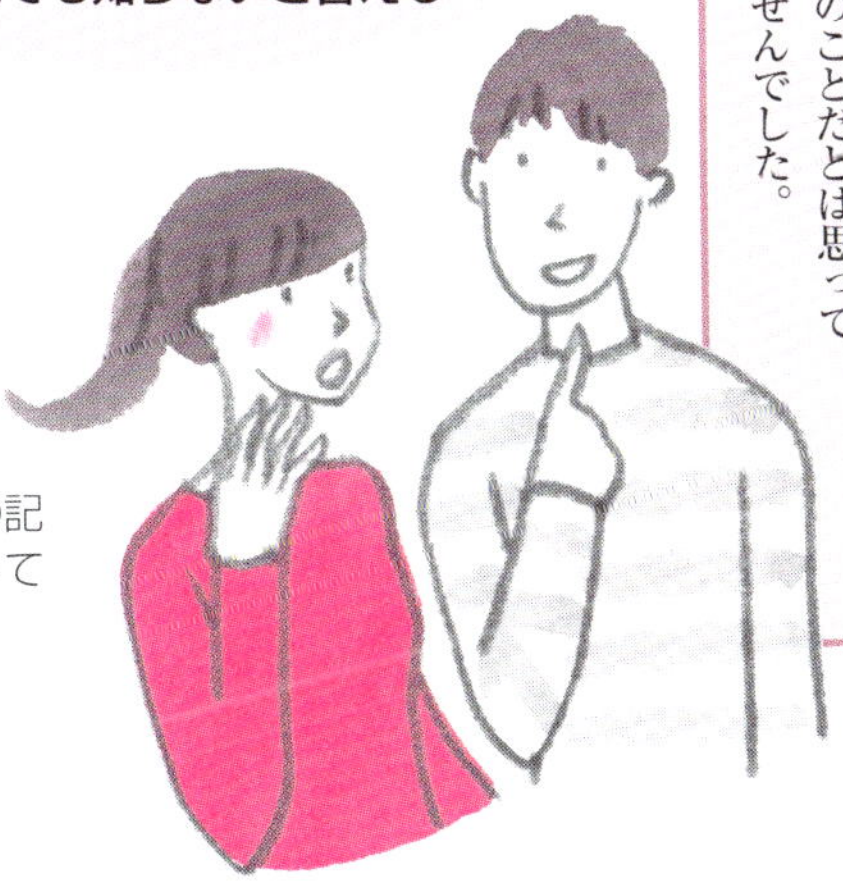

恋人になった頃の記憶がほとんど残っていない

体の中を虫がはい上がってくる

触覚や皮膚感覚、体内の深部感覚に違和感や異常が現れることもあります。なにかが見えるわけでなく感覚だけなのですが、その気持ちわるさや不気味な状態に本人は苦しみ、もがいています。

痛み、疼《うず》き、違和感がある

解離のある人は、頭や体の中の異常な感覚にひどく悩まされていることがあります。このような感覚の異常を「体感異常（セネストパチー）」といいます。

感覚の異常は、主に頭の中に固まりがあるとか、頭の中に小さな虫がいる感じがすると訴えます。脳をかきまぜられているとか、むずがゆい感じがすると言う人もいます。手足に虫がはっているとか、皮膚のすぐ下を虫がはい回っていると言うこともあります。

しかし、解離ではあくまで感じがするというレベルで、確信しているわけではありません。確信している場合は、統合失調症やうつ病など、別の病気を考えます。

体のどこに？

感覚の異常は、主に頭部や脳、皮膚、手足の指などに感じることが多いといえます。体の深部、内臓に異常を感じることもあります。

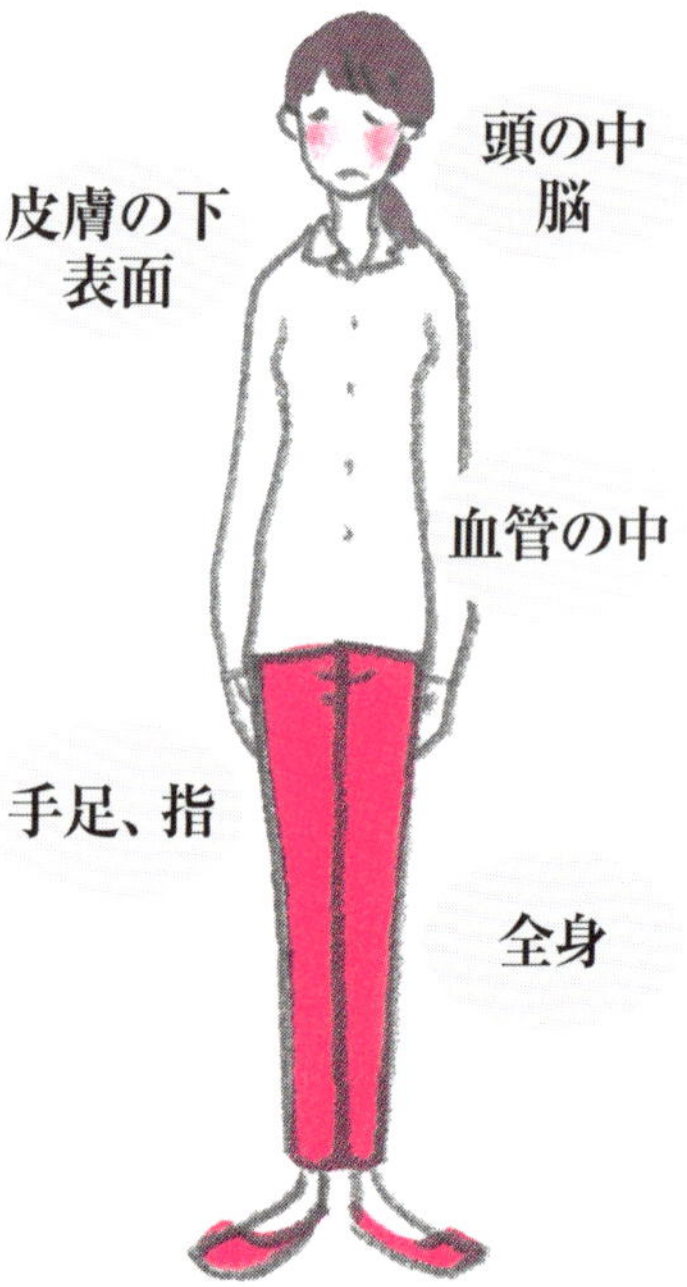
頭の中
脳
皮膚の下
表面
血管の中
手足、指
全身

本人の感じ方　頭の中に固まりが

数年前から、脳の中に石のような固まりがいくつもできています。固まりは大きくなったり小さくなったりします。大きくなって脳の中いっぱいになると、なにも考えられなくなります。誰かと話していても、なにを言っているのか、さっぱりわからなくなります。

本人の感じ方　手足に虫が

虫が手や足について、私に迫ってくる感じがします。ありありと感じるのですが、よく見ると、虫はいません。

でも、むずむずしてとても気持ちがわるいのです。もしかしたら、皮膚の上でなく、血管の中にいるので、目には見えないのかもしれません。

どんなふうに?

感覚はさまざまです。むずむず動く感じや引っ張られる感じ、つまっている感じ、かきまぜられる感じなどで、不快な感覚に悩まされます。

もれる
水や、虫が、体の穴からもれる

ふるえる
頭の中で脳がふるえる

つまる
血管の中に虫がつまる

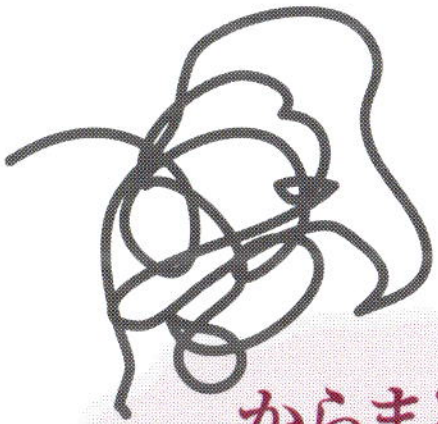

ねじれる
手がねじれているような気がする

しびれる
脳がしびれたりゆるんだ感じがする

固まり
頭の中に固まりがある

からまる
頭の中でつり糸がからまっている

はう
虫やアリが皮膚の下をはう

グチャグチャになる
脳の中がかきまぜられて

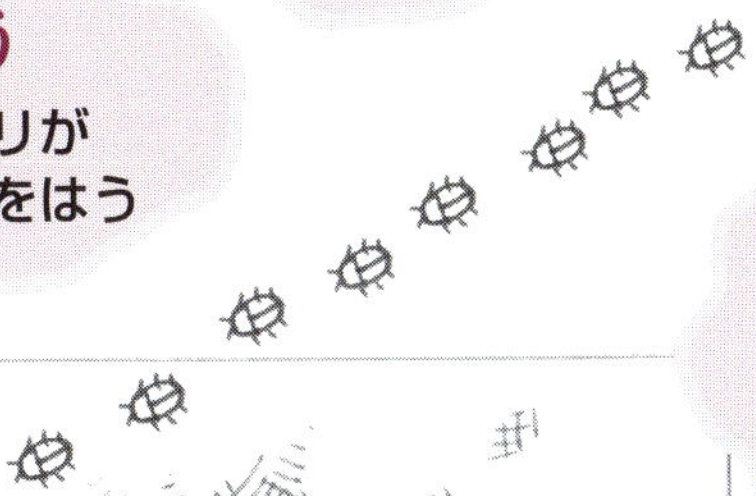

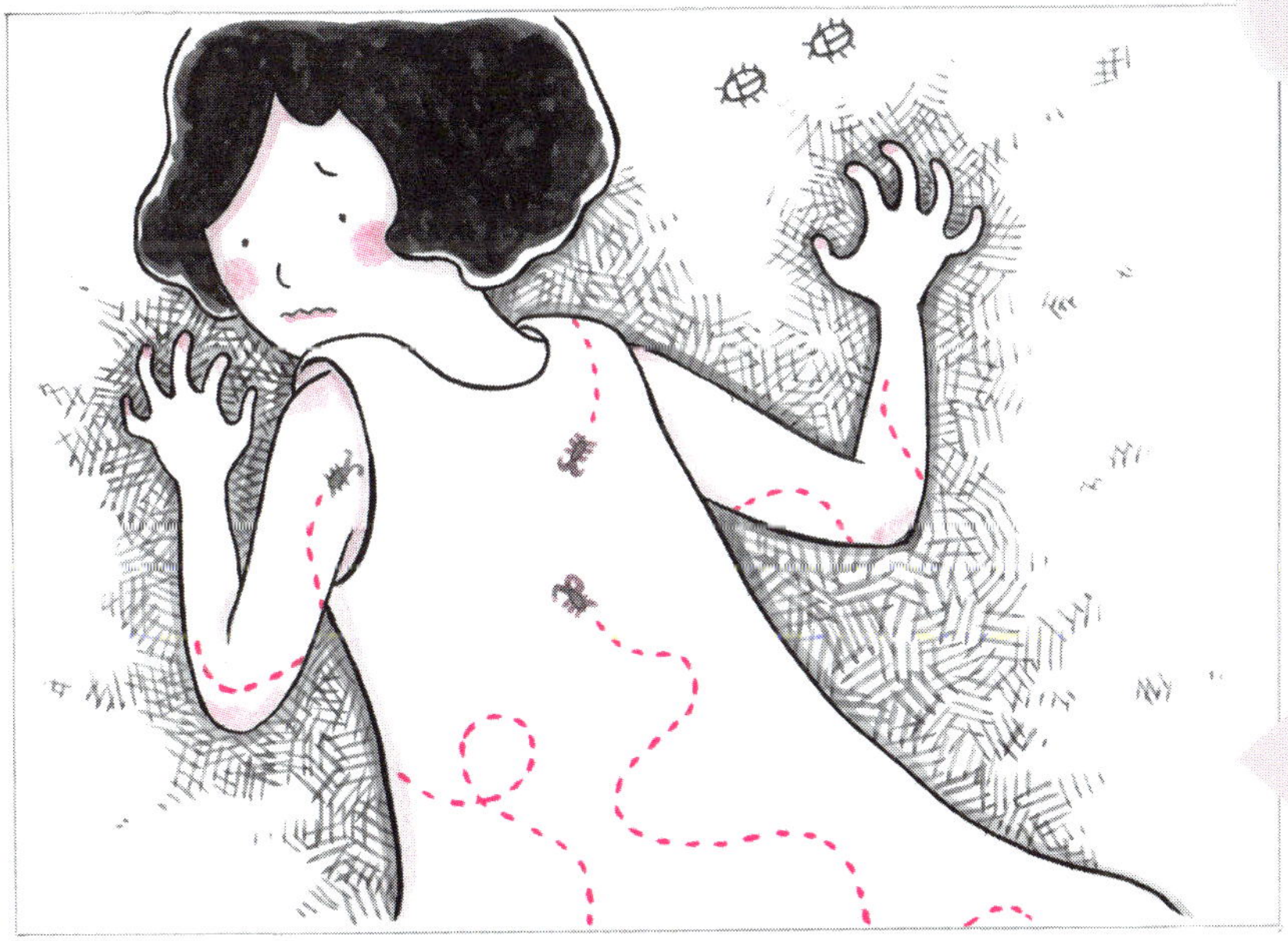

体の表面をたくさんの虫がはい上がってくる。ザワザワ、むずむずして気持ちわるい

体の症状

突然歩けなくなった、話せなくなった

異変は、精神的なものだけではありません。体の不調として現れる症状も多数あります。原因がわからず、どうすればいいか悩んでいます。

何科を受診するか迷ってしまう

身体的な症状がめだって現れるため、精神科に行かず、診断がつくまでに時間がかかることもあります。体に現れる症状は多方面にわたり、そのために内科や整形外科などの複数の診療科を転々としては困っている人が多いのです。

いやなことがあると体から力が抜けて立っていられなくなるような例では、目に見える症状だけから判断して、神経内科などを受診してしまいます。原因がわからないままで、症状はなくなりません。

神経学的障害がないのに運動や感覚の変化があるものを、変換症状といいます。解離では変換症状があると知っておきましょう。

体の調子がわるい

本人にとってなんらかの強いストレスがあると、まず体調の変化として現れることがあります。症状のほかに、きっかけがあったか、どんなときに症状が悪化するかに注意してみましょう。

内科？
- 頭痛
- 気を失う
- 吐き気
- 息が苦しい
- 不眠
- だるい
- 食欲不振
- 動悸《どうき》
- めまい
- 微熱

整形外科？
- 関節痛
- 腰痛
- 足の痛み

神経内科？
- 歩けない
- 手がふるえる
- 足をひきずる

見当もつかない
- 声が出ない
- 全身の硬直

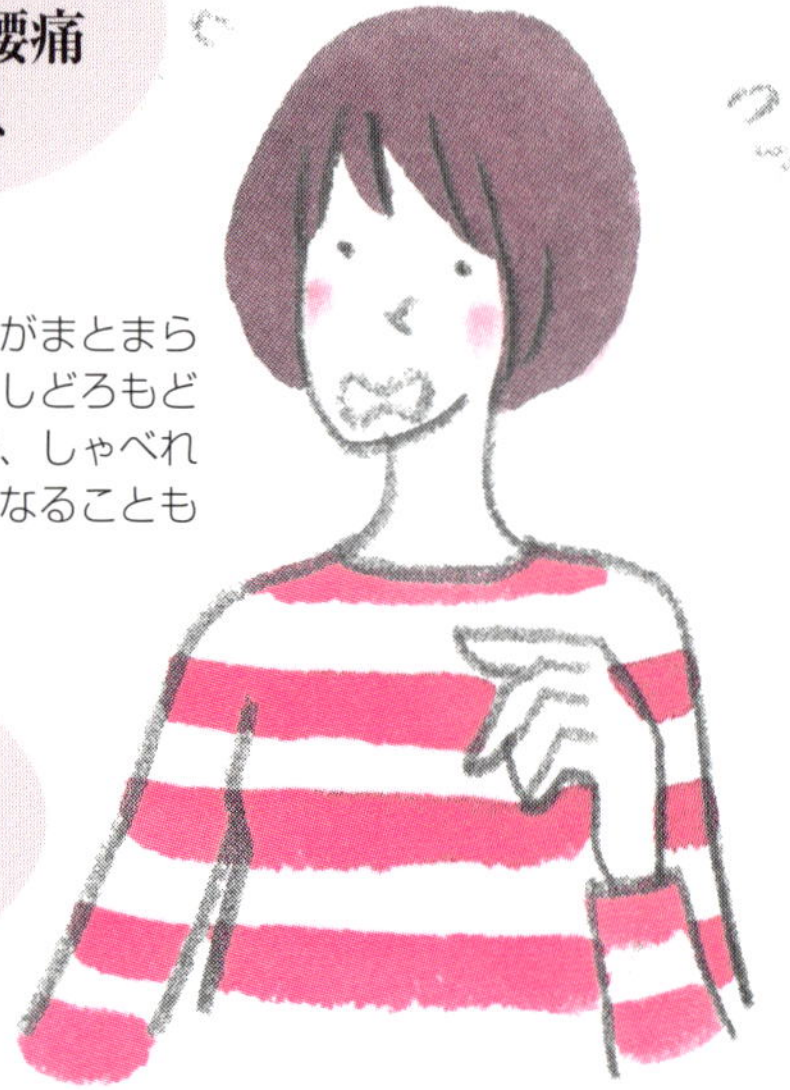

考えがまとまらず、しどろもどろで、しゃべれなくなることもある

2

こころが二つに割れてしまう病

不思議な体験を医学的にみると、
過敏、離隔、健忘、人格交代などと解説できます。
いずれの症状も根底には、
「自己の二重化」があります。
本人は視野が二つになっていると感じますが、
じつはこころが割れてしまっているのです。
二つ以上に分離する人もいます。

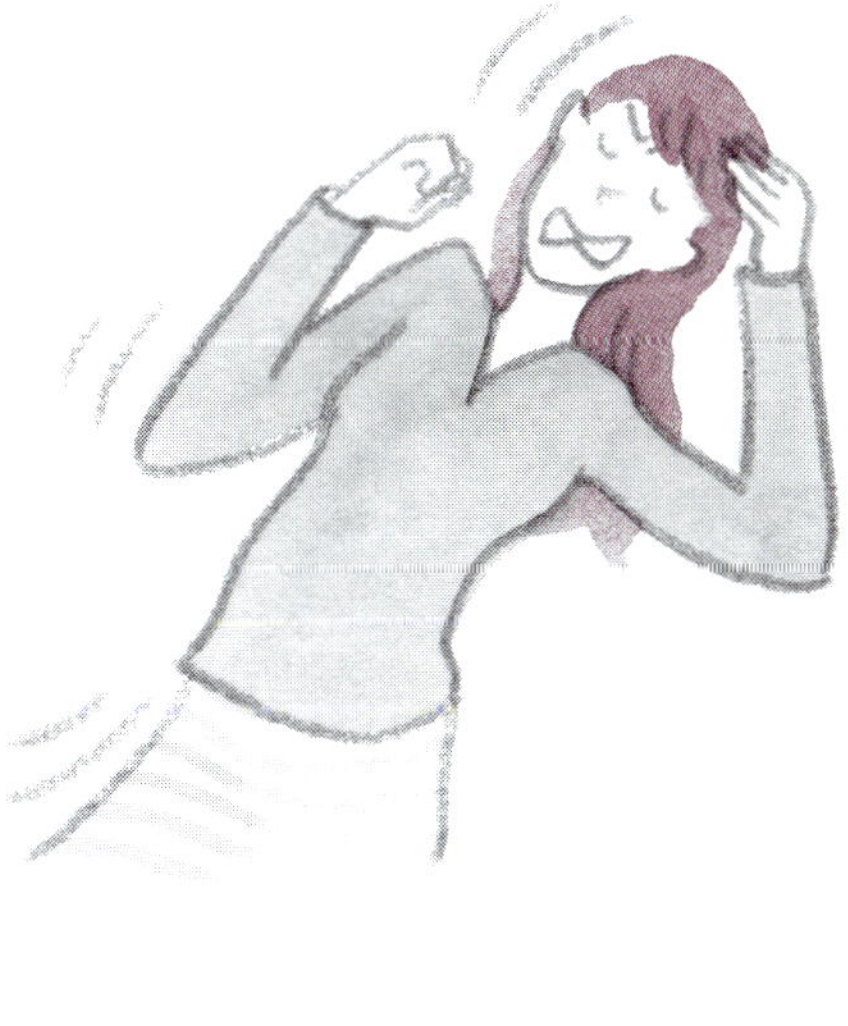

変容

時間と空間から「解離」をとらえる

解離性障害とは、どんな状態なのでしょう。理解を進めるためには、大きく二つに分けると、とらえやすくなります。時間と空間で分類します。

状態が変化し、人格が交代する

解離性障害は本人の感じ方から、「時間的変容」と「空間的変容」に分けられます。変容とは、状態が異様に変化してしまうことです。

時間的変容とは、本来なら一貫性が保たれているはずの時間の連続性が断裂している状態です。健忘や遁走、もうろう状態、人格交代などが該当します。

空間的変容とは、「自分と自分」「自分と他者」など、自分や周囲の世界との空間的な関係が変化する状態で、私の二重化、離隔、過敏などが該当します。

ただ、二つは明確に分けられるものではなく、ほとんどは重なり合って体験されます。

時間的にとらえると

本来、意識や記憶は時の流れに従い、一貫性があります。しかし、解離では人格や記憶の一貫性がなくなってしまいます。時間的変容とは、交代すること、時間によって自分の状態が変わることです。

健忘、遁走、もうろう状態、人格交代

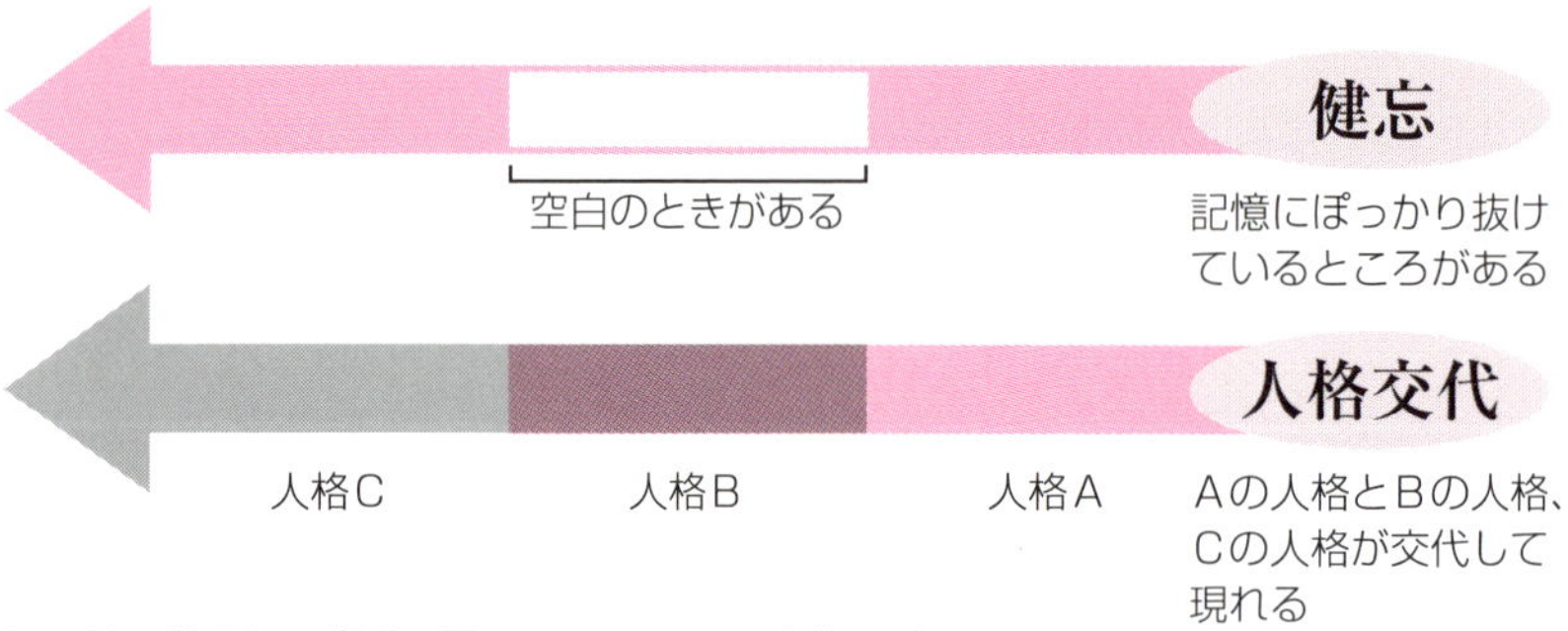

健忘
空白のときがある
記憶にぽっかり抜けているところがある
人格交代
人格C
人格B
人格A
Aの人格とBの人格、Cの人格が交代して現れる

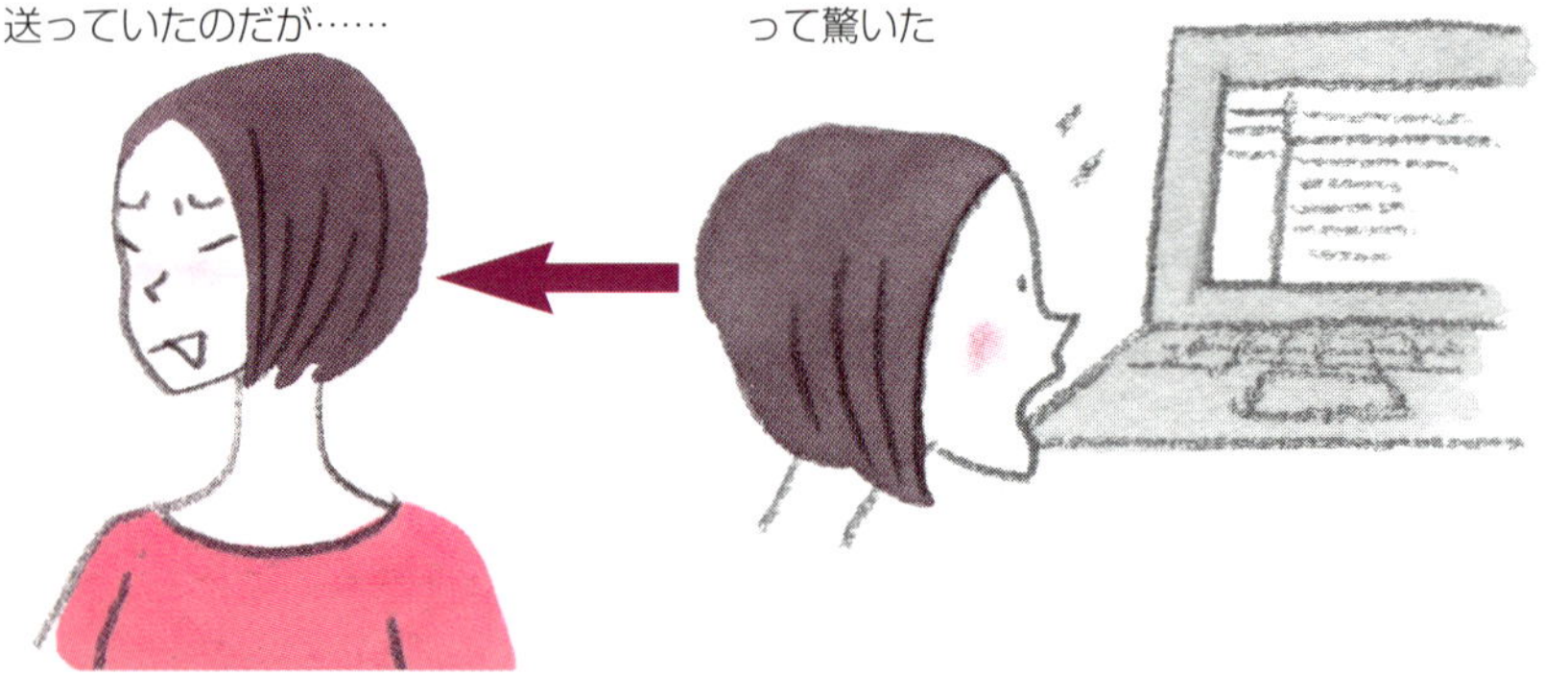

じつは、前日に、相手の言動に怒り、すごい形相で怒鳴ったあげくに、メールを送っていたのだが……
自分のパソコンに送った覚えのないメールの履歴があって驚いた

空間的にとらえると

本来一つのもの（自分）は一つですが、二つになることを、空間的変容といいます。自分が二つに分かれ、人と交流している現実の自分のほかに、もう一人の自分がいます。自分と自分、自分と他者の位置関係にさまざまな変化が起こります。

私の二重化（見る自分と見られる自分）
過敏（気配過敏、対人過敏）
離隔（離人症状、現実感喪失、体外離脱）

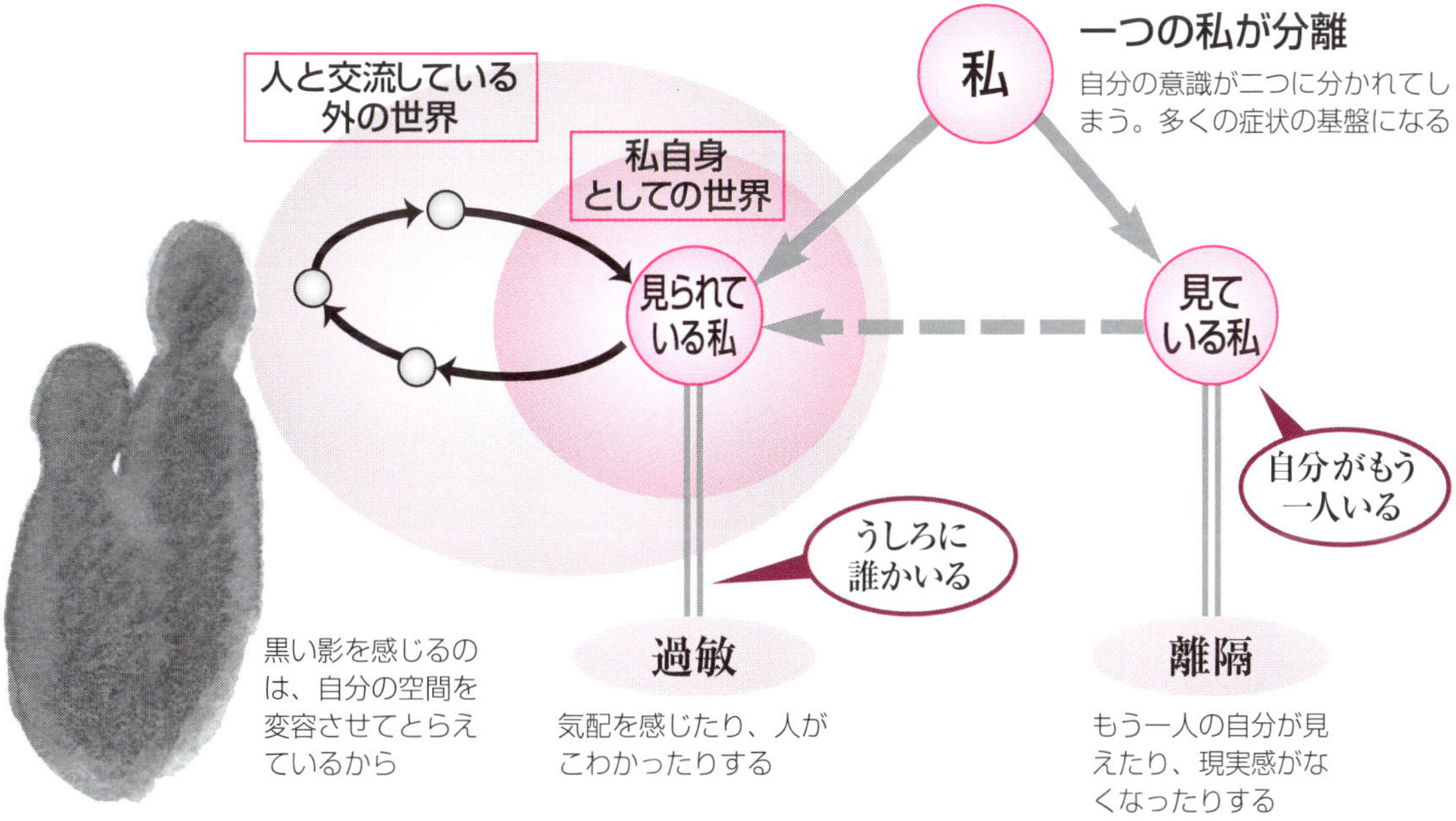
人と交流している外の世界
私自身としての世界
私
一つの私が分離
自分の意識が二つに分かれてしまう。多くの症状の基盤になる
見られている私
見ている私
自分がもう一人いる
うしろに誰かいる
過敏
気配を感じたり、人がこわかったりする
離隔
もう一人の自分が見えたり、現実感がなくなったりする
黒い影を感じるのは、自分の空間を変容させてとらえているから

分類のしかたには諸説ある

アメリカの精神科医、スタインバーグは解離性障害を「健忘」「離人」「現実感喪失」「同一性変容」「同一性混乱」の五つの中心的な症状に基づいて分類しています。

イギリスの心理学者、ブラウンやホームズらは「離隔」と「区画化」の二つに分類しています。「離隔」には、情動マヒ、離人、体外離脱体験を、「区画化」には健忘、遁走、人格交代、転換症状を含めています。

中間的な例も

時間的変容と空間的変容が重なり混じったような、中間的な症状も少なくありません。たとえば、別の人格が行動しているとき、それをどこかから見ている、あるいは別の人格の気配を感じているというものです。「人格交代」と、「離隔」や「過敏」が混在している状態です。

過敏

人のいる気配に敏感になりすぎる

「過敏」という状態は解離の一つととらえられます。周囲の人や気配に敏感すぎるのです。「気のせい」ではなく、あたかも現実のことのようにとらえている点が特徴的といえます。

見られている自分

黒い影がどこからか、街ですれ違う他人も、つねに自分を見ているような気がします。

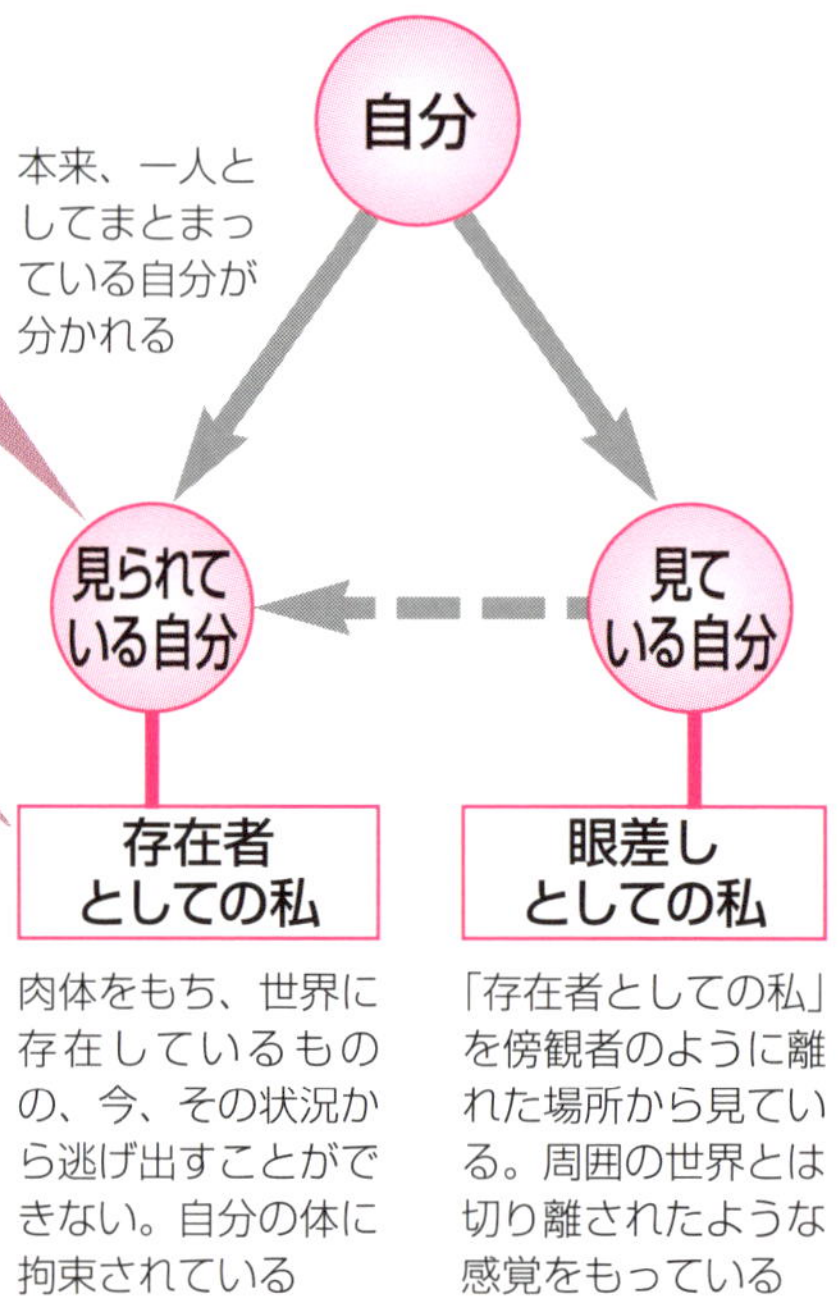

自分
本来、一人としてまとまっている自分が分かれる
見られている自分
見ている自分
存在者としての私
眼差しとしての私
肉体をもち、世界に存在しているものの、今、その状況から逃げ出すことができない。自分の体に拘束されている
「存在者としての私」を傍観者のように離れた場所から見ている。周囲の世界とは切り離されたような感覚をもっている

恐怖はないことも

自分を見る眼差しには2種類ある。一つは、刺すように自分のことを凝視するもので、いつもおびえを感じている。もう一つは、自分のことを包み込み、見守り、慰めてくれる眼差しで、恐怖感を抱くことはない

知覚過敏を伴う

気配や周囲の人に過敏になっているため、聴覚や視覚などの知覚に過敏症状が出ることも多い。かすかな物音にビクッとおびえたり、周囲の人の話し声にも敏感になったりして、黒い影がいると訴える。視覚過敏では、極端に光をまぶしがることが多い

「存在者としての私」に偏った体験

解離性障害では「過敏」という症状について、じつは注目されていませんでした。しかし、気配や人に敏感になる症状を訴える人がとても多いのも事実です。

解離では、本来一人であるはずの自分が分かれ、「二人の自分」になってしまいます。現実の世界で行動する自分＝「存在者としての私」と、傍観者のように見ている自分＝「眼差しとしての私」です。

誰かの気配を感じたり、人に敏感になったりするのは、見られている自分、つまり存在者の私に偏っている体験だといえるでしょう。その誰かとは、もう一人の「眼差しとしての私」なのです。

過敏

周囲の気配や刺激に対し、必要以上に敏感になっている状態で、気配への過敏と対人への過敏があります。

気配過敏

「誰かがいる」という気配を感じる。自分の背後や物陰、部屋のすみ、ドアの向こう側や隣室など、視野が遮られているところに感じる。トイレや風呂場、台所がこわい人も多い。「誰か」は一人のことが多いが、複数の場合もある。気配過敏には、「見られている」という被注察感を伴うことも多い。気配は自分の外側、周囲だけでなく、自分の体内に感じる人もいる

対人過敏

外出したときなどに、「人がこわい」「人ごみがこわい」と感じる。他者の視線をこわがる「視線恐怖」を伴っていることも多い。また、周囲の他者に自分が攻撃されると感じて、人とすれ違うときや背後に人がいると、おそわれるのではないかと緊張し、強い不安を感じる。電車やエレベーターなどでは、閉所恐怖症の要素が関係していることもある

体内の気配

自分の体の中に何者かの気配を感じる。「子どもの頃から、自分の中にもう一人の自分がいる」などと訴える人もいる。気配におびえたり、困惑したりしながらも、長年、その存在とつきあっている

体外の気配

ほとんどは、自分の周囲、つまり体の外側から感じる。自分のすぐそばに気配を感じる場合と少し離れた場所に感じる場合がある。時間帯では、夕方から夜にかけて、とくに感じることが多い

夜がこわい

日が暮れ、暗くなると漠然とこわくなる人が多い。眠りにつく直前に幻覚を見ることがあり、黒い影や小さな動物が見えると言ってこわがる。夜中にふと目を覚ましたとき、幽霊を見たと訴えることも

すぐ近くに
自分のうしろに影の気配を感じる

遠くに
部屋のすみなどに気配を感じる

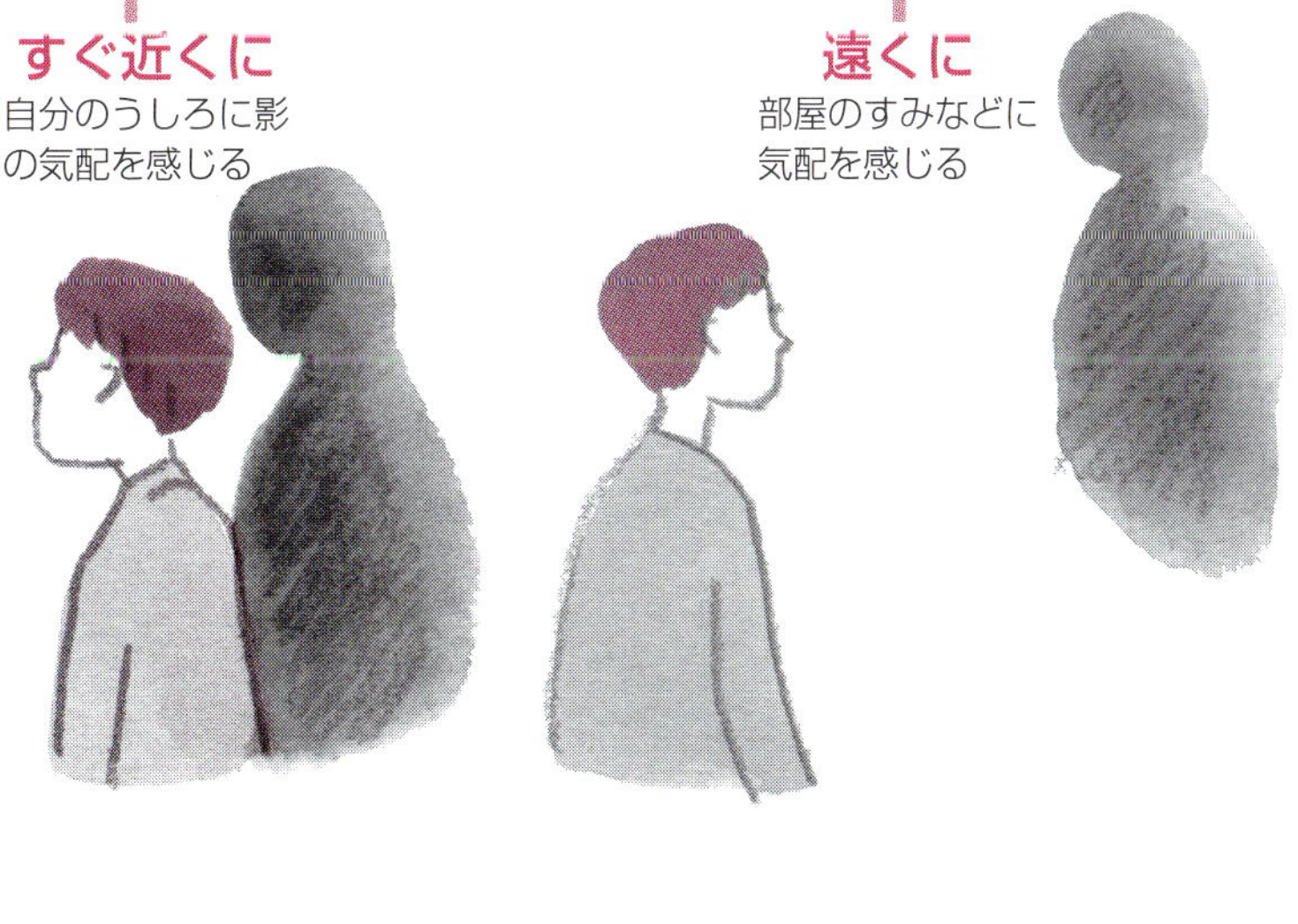

本人の感じ方

自分の中に誰かいる

体の中の、ちょうどおなかのあたりに誰かがいます。三〇〜四〇センチほどの大きさで、黒くて顔はよく見えません。子どもの頃からずっとそこにいて、ぼくが疲れたときに限ってうるさく話しかけてきたり、悪口を言ったりします。

離隔

「いる自分」と「見る自分」に分かれてしまう

過敏という症状が「存在者としての私」に偏った状態だとすると、逆に「眼差しとしての私」に偏った場合に現れる症状もあります。それが「離隔」です。

離隔の3段階

段階を進むごとに分離の感覚が強くなっていきます。自分の体からすっかり分離して、体外離脱することもあります。

「ズレ」を感じる

「存在者としての私」と「眼差しとしての私」がなんとなくズレている感じがする。自分が今、ここにいる実感がないと感じたり、どこか遠くから自分を見ている感じがしたりするが、まだ「存在者としての自分」が主体。現実に今、そこに自分がいることはわかっている

体内へズレていくことも

「眼差しとしての私」が体内に向かうこともある。まるで自分が肉体の着ぐるみを着て、二つの覗き穴から世界を覗き見ているように感じる

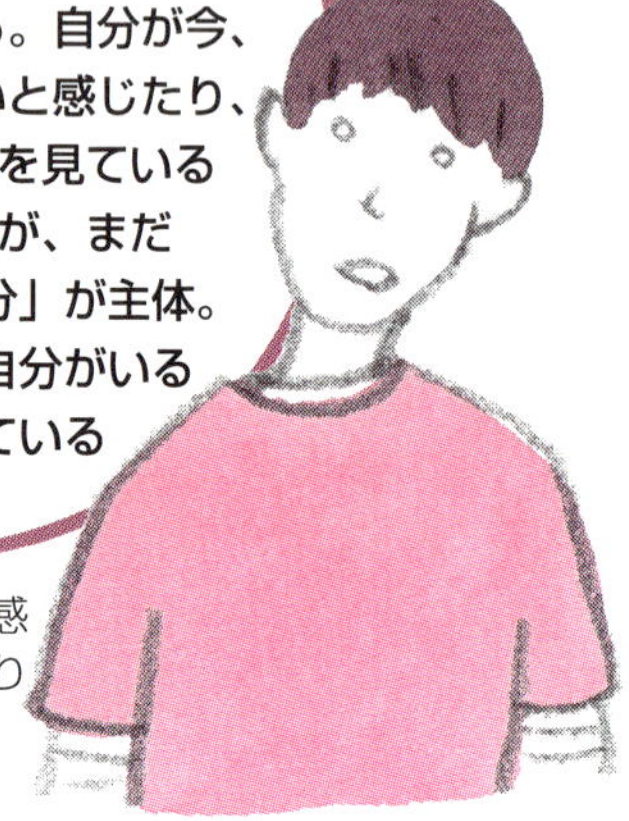

意識がもうろうとした感じだが、自分がはっきりと分離してはいない

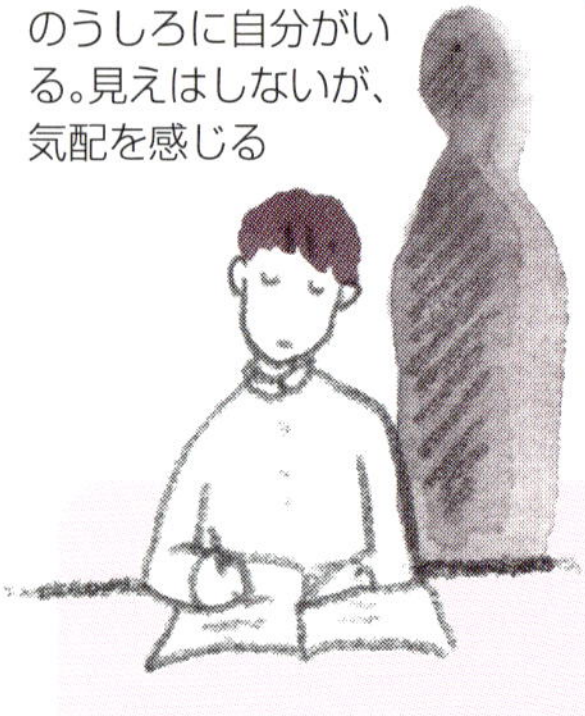

「いる自分」に意識があるときは、自分のうしろに自分がいる。見えはしないが、気配を感じる

「二重化」が基盤にある

過敏や離隔には基盤として、あるいは前段階として「自己の二重化」という状態があります。自分が二つに分かれてしまうのですが、どちらかに偏ることなく揺らいでいる状態、あるいは二つの私を同時に意識している状態です。

自分がすることを背後や横から眺めている一方で、同時に、自分を見ている自分がいる気配を感じているのです。

たとえば、会社で仕事をしているとき、自分のうしろに自分を感じながら、仕事をしている自分をボーッと自分が見ているのです。

この状態がさらに進むと、離隔や過敏に発展していきます。

「眼差しとしての私」に偏った体験

現実の世界から離れ、自分を見ている目だけの存在が「眼差しとしての私」です。現実感がなく、自分が二人になっていると感じる状態で、「離隔」といいます。

離隔には、離人症状（41ページ参照）や現実感喪失、体外離脱体験などの症状が含まれます。

最初は、「存在者としての私」と「眼差しとしての私」が、なんとなく離れていると感じる程度ですが、分離が進むと、体外離脱体験へと至ります。

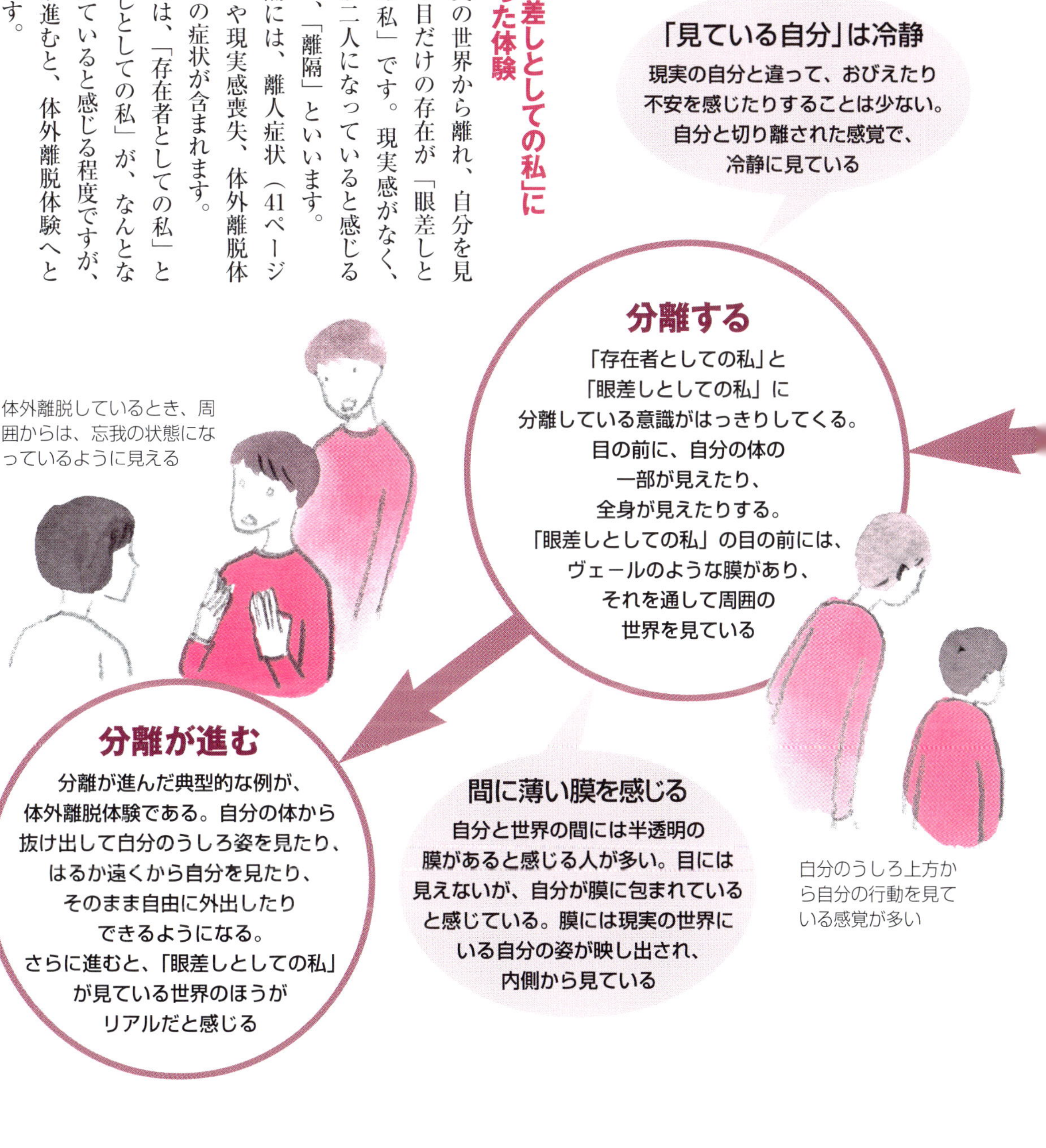

「見ている自分」は冷静
現実の自分と違って、おびえたり不安を感じたりすることは少ない。自分と切り離された感覚で、冷静に見ている
分離する
「存在者としての私」と「眼差しとしての私」に分離している意識がはっきりしてくる。目の前に、自分の体の一部が見えたり、全身が見えたりする。「眼差しとしての私」の目の前には、ヴェールのような膜があり、それを通して周囲の世界を見ている
間に薄い膜を感じる
自分と世界の間には半透明の膜があると感じる人が多い。目には見えないが、自分が膜に包まれていると感じている。膜には現実の世界にいる自分の姿が映し出され、内側から見ている
分離が進む
分離が進んだ典型的な例が、体外離脱体験である。自分の体から抜け出して自分のうしろ姿を見たり、はるか遠くから自分を見たり、そのまま自由に外出したりできるようになる。さらに進むと、「眼差しとしての私」が見ている世界のほうがリアルだと感じる

体外離脱しているとき、周囲からは、忘我の状態になっているように見える

自分のうしろ上方から自分の行動を見ている感覚が多い

離隔

夢と現実があいまいで、区切りがなくなる

解離のある人は、自分が現実の世界から遠く離れているような感覚があり、自分自身にも外界に対しても、どこか現実味がないと感じています。

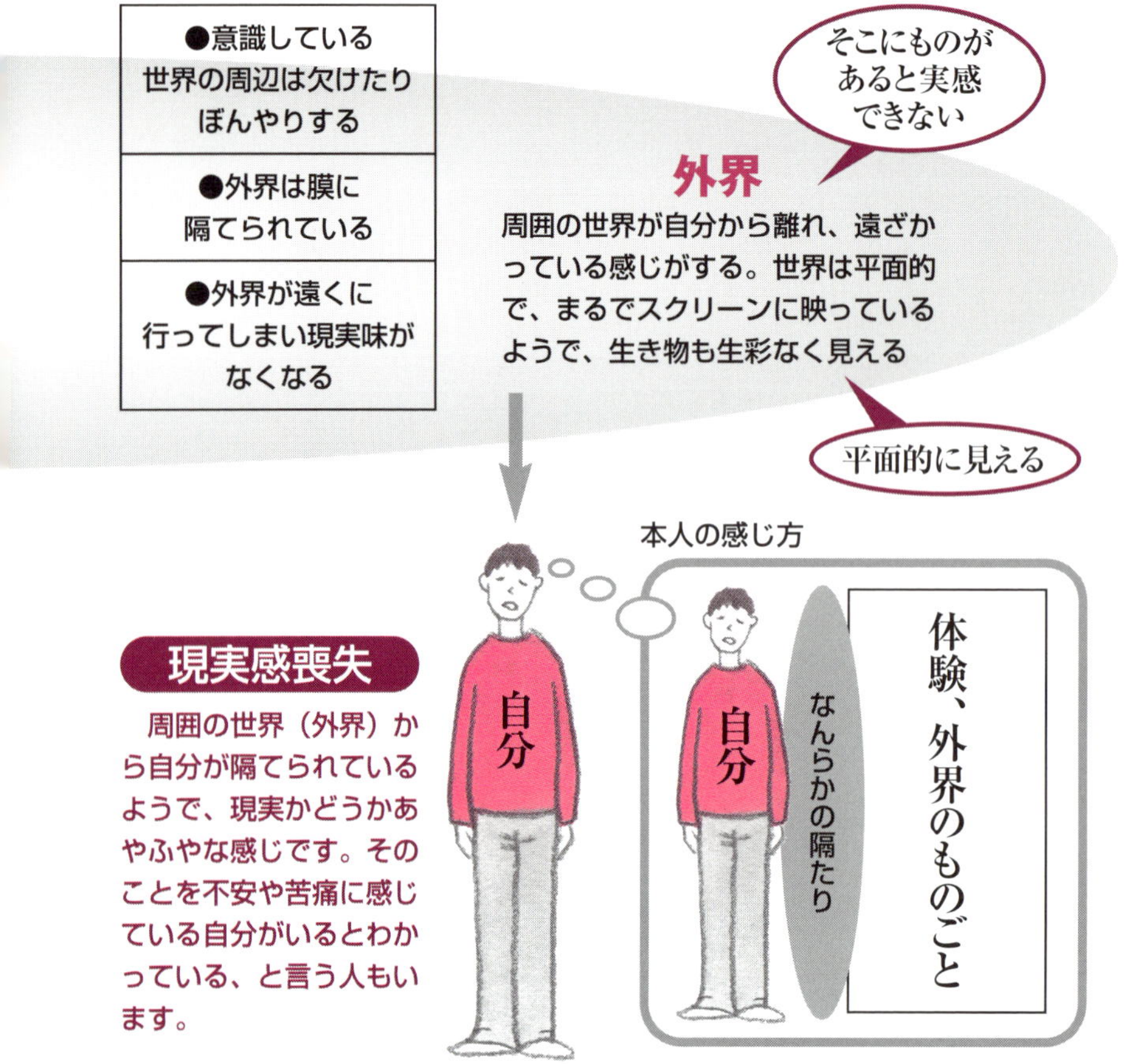

●意識している世界の周辺は欠けたりぼんやりする
●外界は膜に隔てられている
●外界が遠くに行ってしまい現実味がなくなる
そこにものがあると実感できない
外界
周囲の世界が自分から離れ、遠ざかっている感じがする。世界は平面的で、まるでスクリーンに映っているようで、生き物も生彩なく見える
平面的に見える
本人の感じ方
自分
自分
なんらかの隔たり
体験、外界のものごと

現実感喪失

周囲の世界（外界）から自分が隔てられているようで、現実かどうかあやふやな感じです。そのことを不安や苦痛に感じている自分がいるとわかっている、と言う人もいます。

自分やものごとに現実感がない

離隔とは、自分が周囲の世界から分離しているように感じることです。夢を見ているようで実感がない、膜を通して世界を見ているなど、身体感覚が薄れている状態です。

離隔を自分自身の体験から見ると「離人」になります。自分の感覚が現実かどうかあやふやになる症状です。自分のこころも体もまるで他人事のように、傍観者として見ているように感じています。

また、外界の体験に対しては「現実感喪失」になります。

「離人」や「現実感喪失」は、うつ病やパーソナリティ障害、ストレス障害などでもみられます。

離人

自分の感覚（内界）から自分が離れて、存在がぼんやりしている感じです。まるで映画でも見るように自分を傍観していると言う人もいます。

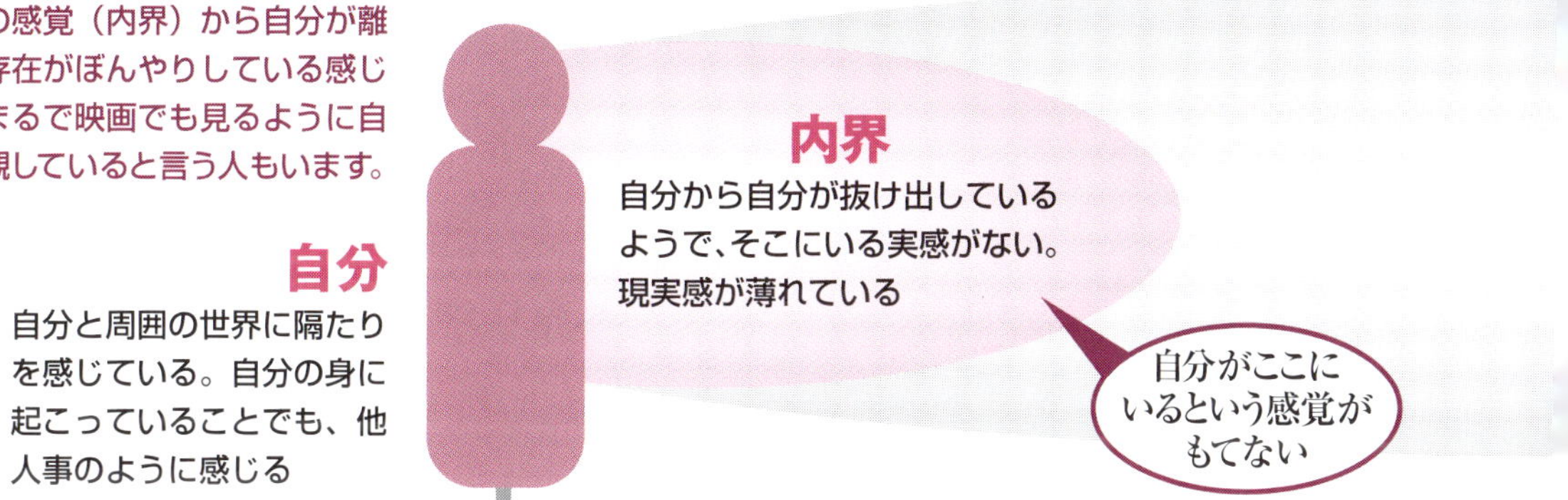
自分
自分と周囲の世界に隔たりを感じている。自分の身に起こっていることでも、他人事のように感じる
内界
自分から自分が抜け出しているようで、そこにいる実感がない。現実感が薄れている
自分がここにいるという感覚がもてない

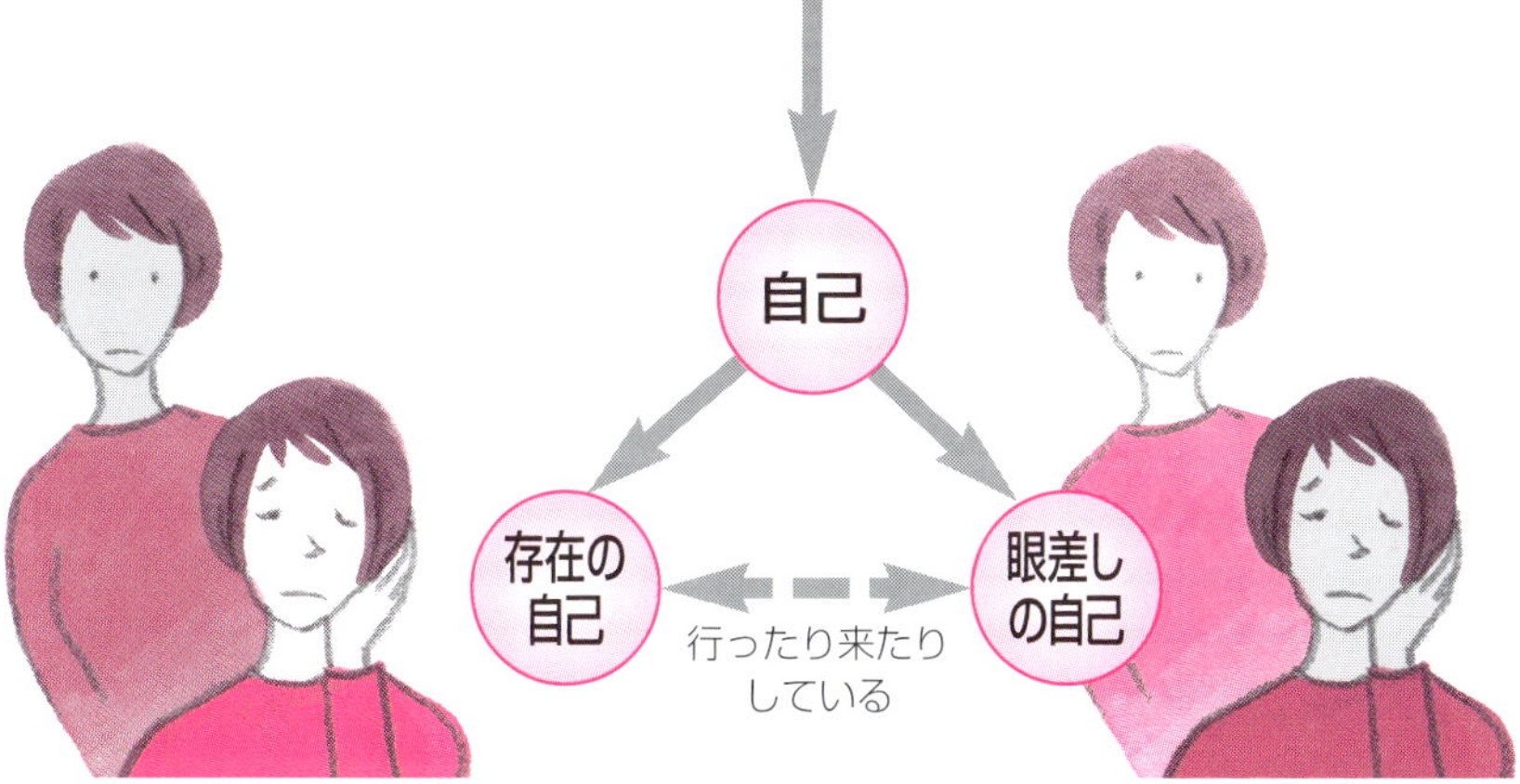
自己
存在の自己
眼差しの自己
行ったり来たりしている

解離性障害の人の「離人」は、ほかの病気の「離人症状」とは少し違う。自分が「存在者としての私」と「眼差しとしての私」に分離して、二つの自己の間を感覚が行ったり来たりしている特徴がある

「離人」の医学的な定義

DSM-5（米国精神医学会による分類）

離人感・現実感消失障害という名称で、解離性障害の下位に分類されている。心身から自分が遊離して、まるで傍観者のように自分や外界を見ている感じがする。こうした症状があることを自覚しており、そのために苦痛やストレスを感じる。統合失調症、パニック障害、薬物、他の身体疾患などが直接の原因となって起こるものとは異なる

ICD-10（WHOによる分類）

離人・現実感喪失症候群という名称で分類され、解離性障害には含まれていない。自分自身の精神活動や身体、周囲の世界が非現実的に感じられる現実感喪失症状がある。自動化されて、質的にも変化していると訴える。人工的で無機質な感じを訴えることもある。うつ病や強迫性障害との関連が深い。疲労や幻覚剤中毒の症状としてみられることもある

幻覚

自分や周囲が異様に変わる

過敏や体外離脱のほかに、幻視や幻聴といった幻覚も起こります。自分をとりまく周囲が異様に変わったと訴えるだけでなく、自分自身に異様さを感じる人も多くいます。

見たり、聞いたり、感じたりしてしまう

解離の症状には、過敏や離隔といった空間的変容と、健忘や遁走といった時間的変容がありますが、さらに、幻覚も重要な症状です。もっとも多いのは幻視です。

幻覚は、ほかの解離症状を背景にして生じ、意識の状態（44ページ参照）と密接な関係があります。

本人の感じ方

子どもの頃の自分が見える

目の前に、幼稚園のときの幼い自分が見えます。その自分を見ている中学生の自分を、現在の自分が見ているのです。幼稚園児の自分が友だちにいたずらをするのを見て、中学生の自分に止めるよう、今の自分が注意しましたが、幼稚園児と中学生の自分は気づいていません。

体感異常

触覚、皮膚感覚、体の深部感覚、内臓感覚に異常な感覚が起こる。皮膚のすぐ下をアリがはい回っているとか、血管の中に小さな虫がつまっているようだと訴える。実際に皮膚がむずがゆいと感じている。頭の中になにかがつまった、手足に虫がはっていると訴えることもある。確信しているわけではないが、ありありと感じる

自分が異様

もう一人の自分が見えたり、体の内外に異常な感覚をもったりします。自分自身に起こる異様な感覚です。

自己像視

見えるという自分は、現在だったり過去の自分だったりする。また、立っている自分が見えたり、自分が外に出て抜け殻が見えたりする体外離脱も自己像視のひとつ

自分がそこにいるのが見える

自分の映像が目の前に浮かぶ

死んでいる私の姿

自分の体から抜け出して自分を見る

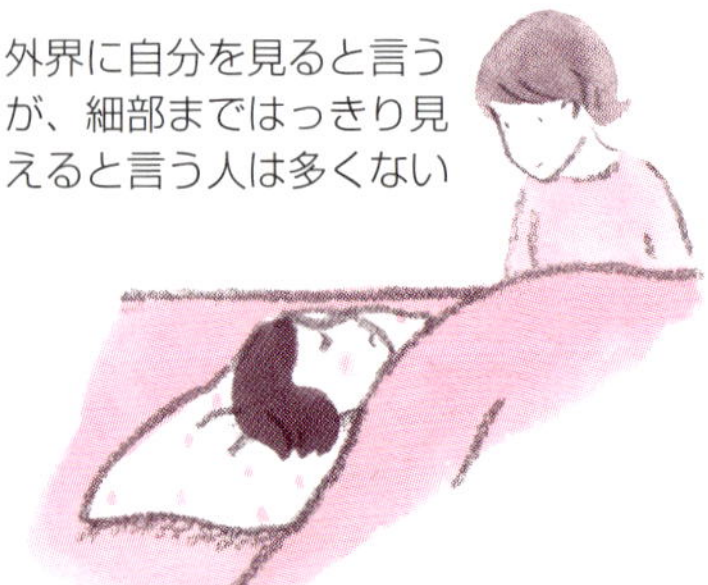

外界に自分を見ると言うが、細部まではっきり見えると言う人は多くない

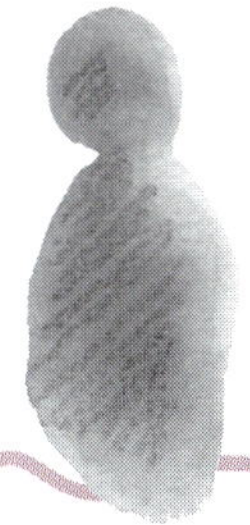

周囲が異様

自分の周りの人や世界がおかしい、異常だと訴えることもあります。幻視や幻聴などの幻覚によることがほとんどです。

幻聴

解離の人には幻聴が多いことがわかっている。自分の名前や「死ね」と命令する言葉が聞こえることが多い。音楽や歌、ドアのノック音やサイレンの音が聞こえる。頭の中でザワザワと人の話し声が聞こえ「頭の中が騒がしい」と訴える人もいる

特徴

音声が頭の中から聞こえるケースが多い。頭の外から聞こえることもあるが、音声は自分の耳元や背後からで、そこになにかの気配を感じている

幻視

外界に見る

もっとも多い幻視のタイプ。
とくに多いのが影。黒や白、半透明の影を物陰や部屋のすみに見ることが多い。
自分が知っている人の姿、あるいは体の一部が見えることもある。
幽霊（死んだ人の姿）、動物や虫も見えると言う

人影

もっとも多い訴え

動物

虫

死んだ人

もの

像となって現れる

「表象幻視」という

頭の中で想像したことや考えたことが、目の前にありありとした像として現れるタイプ

白昼夢

ぼんやりしているときや体の動きが少ないときに見ることが多い。日常生活のようすもあれば、非現実的な空想、こわい映像や自分が死ぬ姿もあるが、見ている本人はあまりこわいと感じていない

表象幻視

考えていることや過去の経験、記憶、空想などが映像として頭の中や目の前に、あたかも見えるように浮かぶ。はっきりと細かく見えることもある。軽いものは幼少時から見られる

体外離脱

自分が自分の体から抜け出して、周囲の世界や自分自身を見ている。自分が寝ている姿を天井から見ているとか、仕事をしている自分のうしろ姿を見たなど

恐怖感はなく、楽しんでいることさえもある

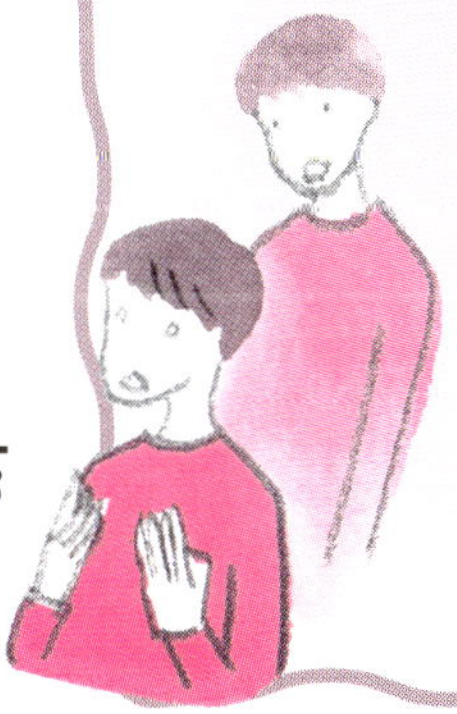

意識

本人の意識はぼんやりした状態

解離によって現れる症状の多くには、意識がぼんやりした状態が関係しているといえます。健忘や遁走だけでなく、離隔や過敏も、意識が正常に保たれていないがゆえの症状なのです。

質的な意識障害

本人は自分をしっかり把握していません。解離は質的な意識障害＝意識がぼんやりした状態にあることが関係しています。

自覚

離人、現実感喪失
過敏、体外離脱
自己の二重化
体の症状

健忘
遁走
交代人格
体の症状

いろいろな自覚症状

ぼんやりした状態
たとえば遠近感もぼんやりしてくる
遠近の感覚が変になる

迫ってくる ⟷ **遠ざかる**

近接化といい、対象物が自分に迫ってくる感覚があって、圧倒される。いろいろな空想やイメージが次々に押し寄せてパニックになることもある

遠隔化といい、感覚が鈍くなったような感じがして、周囲にある対象物から遠ざかっていく。現実逃避のような感じもする。意識が遠くなるように感じることもある

こころが眠っているような状態

他覚
ボーッとしている
周囲の人には、ボーッとして目の焦点が定まっていないように見える。会話の途中にぼんやりして変なことを言ったり、話の内容がめちゃくちゃになったり、こころここにあらずという感じが見てとれる

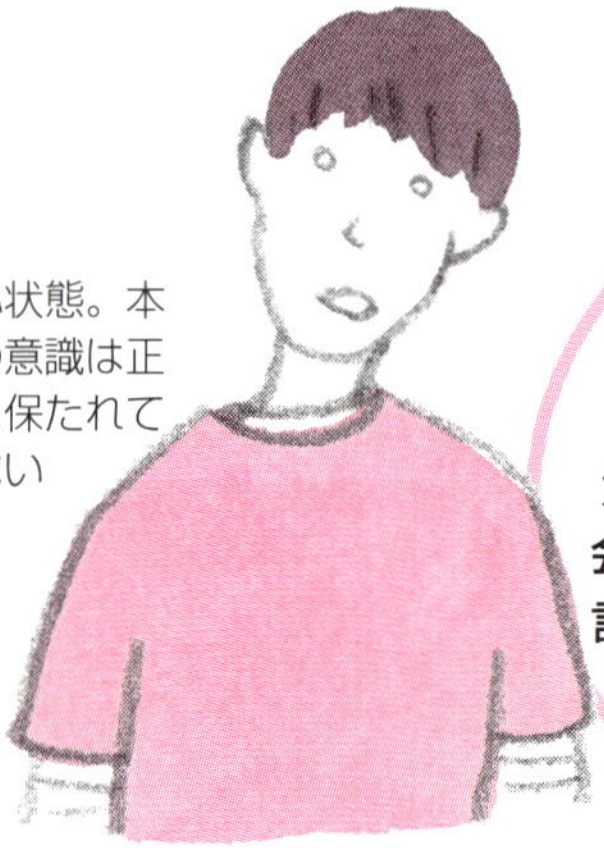

放心状態。本人の意識は正常に保たれていない

現実を正しくとらえる意識が保てない

意識障害は、量的と質的という二つの観点から分類することができます。量的とは、覚醒の度合いです。覚醒度が低く、刺激に反応しない状態が昏睡《こんすい》で、覚醒度がやや低下した状態が意識混濁《こんだく》です。

質的とは、意識混濁にさまざまな精神症状が加わったものです。たとえば、もうろう状態やせん妄（興奮や幻覚、妄想など）です。

解離のある人は、認知や記憶、運動、同一性、覚醒度など、意識と深くかかわっている領域に破綻が起こっています。意識がぼんやりした状態になっていることが関係しているのです。

興奮の程度

ぼんやりした状態では、興奮することもあります。下記は、あくまで興奮の程度であり、意識障害そのものの重症度を分類したものではありません。

軽度

異様さ

ぼんやりした状態になっていた間のことを覚えている。離人症状に似ており、周囲の対象物が遠ざかったり、逆に迫ってきたりするなど、不気味な感じがするという。途中で、ふっと正気に戻ることもある。持続時間は数分から数十分のことが多い

不気味さ

中等度

不安と恐怖が増す。周囲の気配に過敏になって、なにかこわいものがおそってくるような気がすると訴える。過呼吸や立っていられないといった症状がある。ぼんやりした状態になっていたときのことは覚えているが、やや健忘もある。持続時間は数十分から数時間

不安

重度

不安や恐怖、攻撃性、興奮が高まって錯乱状態になる。飲酒によって誘発されやすい。周囲が制止しようとすると強く抵抗する。数時間持続するが、翌日まで続くことはない。本人はまったく覚えておらず、完全健忘のことが多い

恐怖

視野も変わっていく

症状が進むと、視野が狭くなってくる。軽度では視野の中心にはまだ現実世界が映っているが、周辺はぼんやりと薄暗く、そこに影や人影が現れる。悪化すると、視界に膜がかかり、映像が浮かんで見える。やがて、現実の世界は視野から消される

健忘

自分のこころと体がコントロールできない

解離性障害を時間の流れに沿って見たとき、意識が変化したり途切れたりする例があります。従来いわれてきた「解離性健忘」です。

記憶にぽっかり空白がある

解離性障害では、時間の流れに従い、一貫性が保たれているはずの意識の状態や人格が、ある時点で急激に変化したり、断裂したりしていることがあります。

本人の自覚症状としては、記憶がぽっかり抜けている、周囲の人から指摘されることが身に覚えがないなど、生活の中でくい違いが生じています。

こうした症状がある場合に考えられるのが、健忘や遁走、意識のぼんやりした状態です。

記憶のなくし方

解離性健忘では、なんらかのショッキングなできごと、あるいはストレスの強い状況が原因となって、一定期間の記憶がなくなっています。記憶のなくし方には以下のパターンがあります。

一定期間　なんらかの経験・体験をした一定期間のできごとを忘れる。本人がふれたくないことがあった時期の記憶がない。限局性健忘という

関連事項　ある経験や体験、人物に結びついていることを忘れる。本人がふれたくないできごとや、それに関連する周辺の記憶がなくなる。系統的健忘という

全部　すべての記憶をなくす。自分の名前や年齢、家族の存在も忘れる。遁走と合併することが多い。日本人に多いタイプ。全般性健忘（全生活史健忘）という

DSMによると

解離性健忘

絶対に忘れるはずのないような、自分自身のことを思い出せない。多くは、外傷的、またはストレスの強いできごとや体験の記憶・想起ができなくなる。通常の「もの忘れ」では説明できないような体験をする。

そのため、社会的、職業的にも、問題やトラブルが起こる。

＊

以前は解離性障害の下位分類として、「解離性遁走」が挙げられていたが、ＤＳＭ－５では、解離性健忘に含まれている。

二つのパターン

解離性健忘には二つの類型があります。
「逃避型健忘」と「変容型健忘」です。

変容型

自己がしっかり確立されていない。買った覚えがない品物がある、パソコンや携帯電話に知らない送信履歴があるといったことがしばしば起こる。女性に多く、自傷や大量服薬といった自己破壊的な行為もみられる

●さまざまな症状がある

錯乱状態、幻覚、同一性混乱、記憶の混乱、退行、フラッシュバック、対人過敏、気配過敏など数多くの精神症状がある。過呼吸、めまい、吐き気といった身体症状も伴う

逃避型

症状は健忘だけのことが多く、ほかの精神症状や身体症状はあまりみられない。記憶がない期間は、数日から数ヵ月間。男性に多く、遁走（突然の放浪）を伴うことが多い

●依存的な性格の人にみられる

もともと依存的な性格の人に多い。家族からの自立に不安を抱いている反面、家族を嫌悪し、反発するが、結果的には家族に依存するという両面性がある。なんらかの問題で重責を感じたり、窮地に追い込まれたりすると発症する

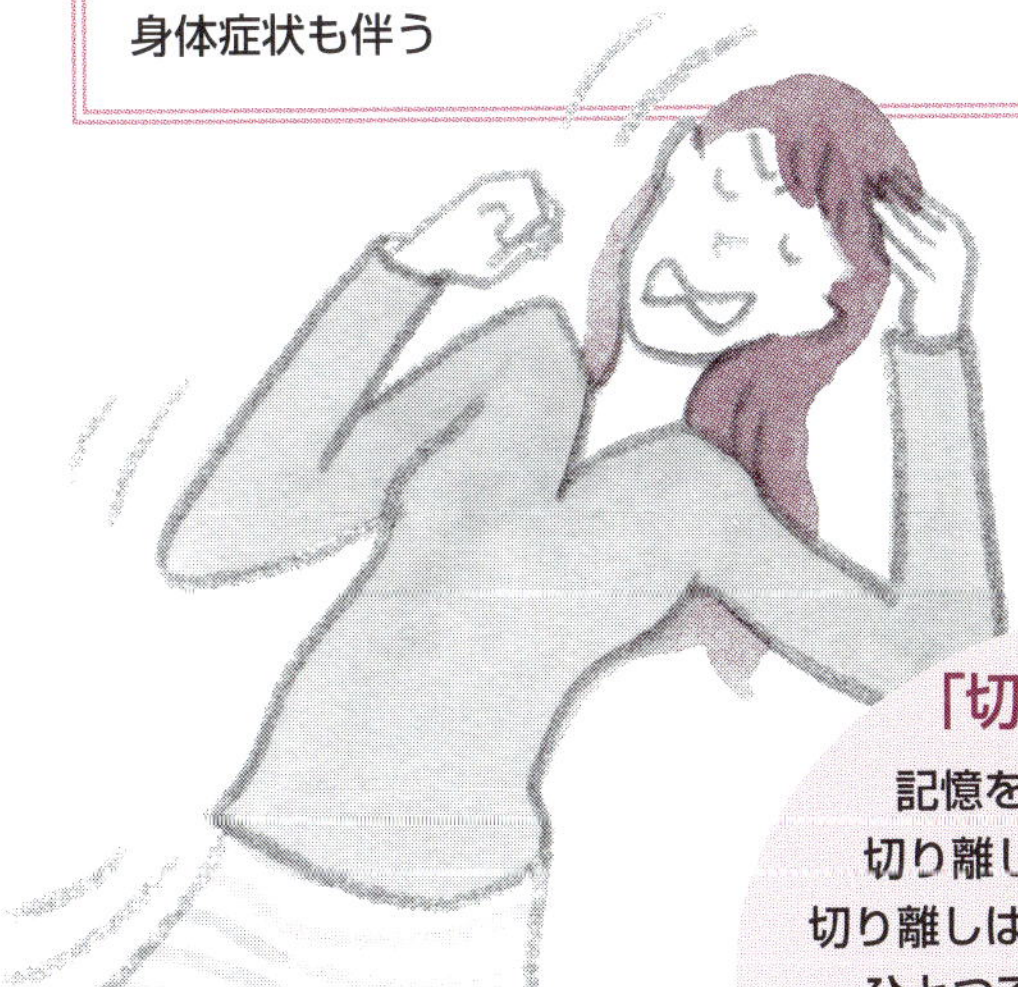

感情が高ぶって失神する人もいる

「切り離し」の症状

記憶をなくすのは、苦悩を切り離しているからといえる。切り離しはこころの防御システムのひとつで、自我や周囲の世界、他者、自分の体の一部分などを切り離すことにより、耐え難い苦痛や葛藤を処理しようとする

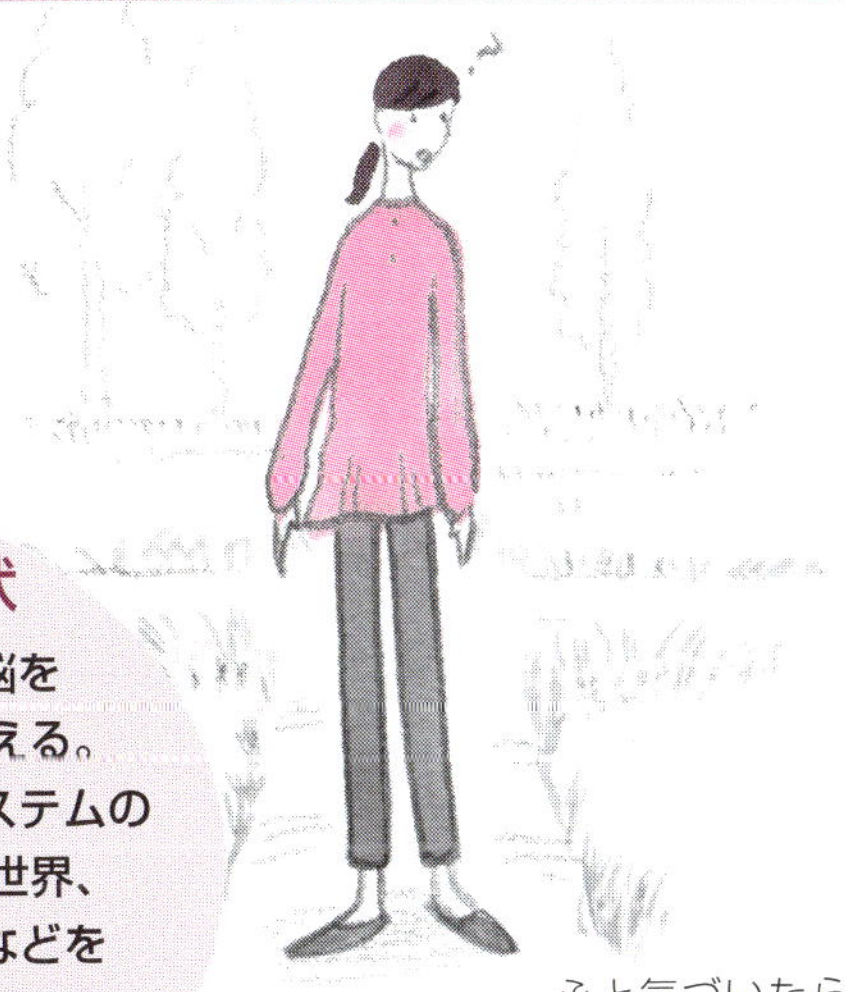

ふと気づいたら、見知らぬ場所に呆然と立っている自分がいた

交代人格

自分の中に複数の人間がいる

目の前にいる本人は五分前の本人とは別の人格――。人格が交代することで生じる障害を解離性同一性障害といいます。交代した人格の存在に本人が気づいていることもあれば、まったく知らずにいることもあります。

記憶喪失のときを客観的にみると

「同一性」とは、思考や行動などが一人の人としてまとまりをもっていることです。本来、同一性は時間や場所が変わっても大きく変化することはありません。

解離のある人は同一性が失われていることがあり、解離性同一性障害といいます。同一性が失われるのは、「交代人格」のためです。本人の中に本人以外の誰かがいると、その交代人格が、本来のその人では考えられないような言動をします。本人の記憶がないという期間には交代人格が現れていることが、おおいに考えられます。

交代人格とは

本人の基本人格以外に現れる別人格。さまざまなタイプがあり、特徴をもっています。中心的な交代人格を把握することは、治療を進めるうえで重要です。

平均8～9人

交代人格の数は平均8～9人といわれる*が、個人差がある。表面に現れない人格も意外に多く、正確に把握するのはむずかしい

人格とはいえ

交代人格の多くは、記憶が断片的で、思慮が浅い傾向があり、子どもっぽい。断片的な記憶や情報、感情をもとに人格を獲得したためと考えられる

こんな人格が現れる

主に日常生活に適応している主人格、子ども人格、保護者的な人格、迫害的な人格、身代わり人格、救済者人格など

DSMによると

解離性同一性障害
(以前は多重人格性障害)

二つまたはそれ以上の、はっきりと他と区別される自我同一性、またはパーソナリティ状態が存在すること。それぞれが本人の状況を把握しており、比較的持続する思考や行動がある。また、普通の物忘れでは説明がつかないような、健忘がある

＊精神科医パトナムによる

症状の段階

人格の交代には、軽度～重度の段階があります。段階が進むと、交代人格の役割や行動、出現する時間が増え、人格の深みも増してきます。本人は記憶が途切れ、同一性が保てなくなります。

はっきり分離していない

軽度の段階では交代人格がまだしっかりできあがっていない

本人も別の人格の存在を感じてはいる

別の人格が現れる

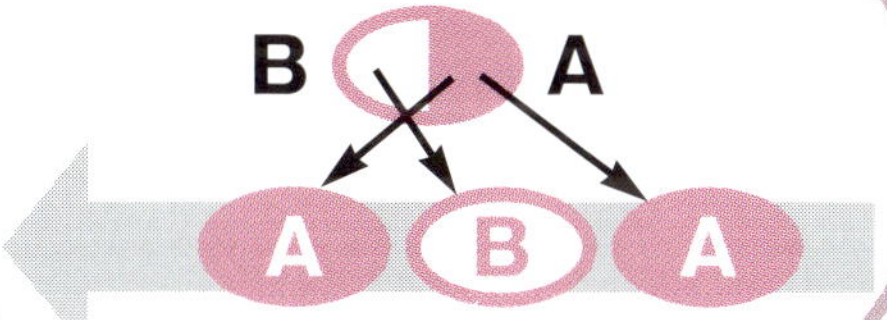

本来の人格はほとんど出てこなくなる

生活に支障が出る

段階が進むと、交代人格がひんぱんに現れ、同一性に多くの混乱が生じ、生活に支障が出る。重症になると複数の交代人格が途切れることなく現れる

社会生活をしている人格

背後の人格

表面の人格とは逆に攻撃的で、本音をずばずば言う。全体の状況をよく把握しており、おびえている自分（本来の人格）を守る

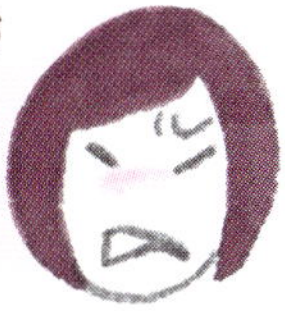

表面の人格

自分の本音は押し殺し、他者に合わせる。他者に穏やかに対応し、おびえている自分（本来の人格）の身代わりになる

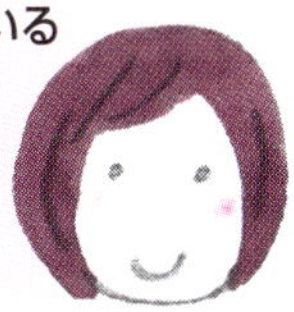

周囲の人の体験談

夜中に電話をしてくる

ぼくの学校の女友だちで、深夜にたびたび電話をかけてくる子がいます。ふだんの彼女は、そんな非常識な時間に電話をしてくるような子ではないのですが、深夜にかけてくるときは別人みたいにはしゃぎ、よくしゃべります。

あまりにも電話が多いので、学校で会ったとき、夜中の電話をやめてほしいと言ったら、「そんなことしてない」と真顔で言われました。ウソをついているようでもなかったので、びっくりしました。

周囲の人の体験談

ウソ？　記憶喪失？

仲良しの友だちから、ある日突然「死ねばいいのに！」というメールが来て、ひどく驚きました。ケンカをした覚えもないので、きっと誰かと間違えてメールしたのだと思いました。すぐに「誰に送ったの？　それとも、私、なにかした？」と返信を出したのですが、返事が来ませんでした。

後日、本人に問いただしたら「なんのこと？」と言われました。ウソをついているのでなければ、記憶喪失としか思えません。

退行

子どものような言動をするときがある

周囲の人が気づきやすい症状に「退行」があります。急に子どものようなしゃべり方になったり、行動をとったりするのです。人格が交代して現れた子どもの人格だと考えられます。

退行

それまでに発達した状態や機能が、以前の状態に逆戻りします。現在の本人よりも幼い、子どもの人格が現れます。不安や葛藤、強いストレスから逃れ、身を守るための防御システムと考えられています。

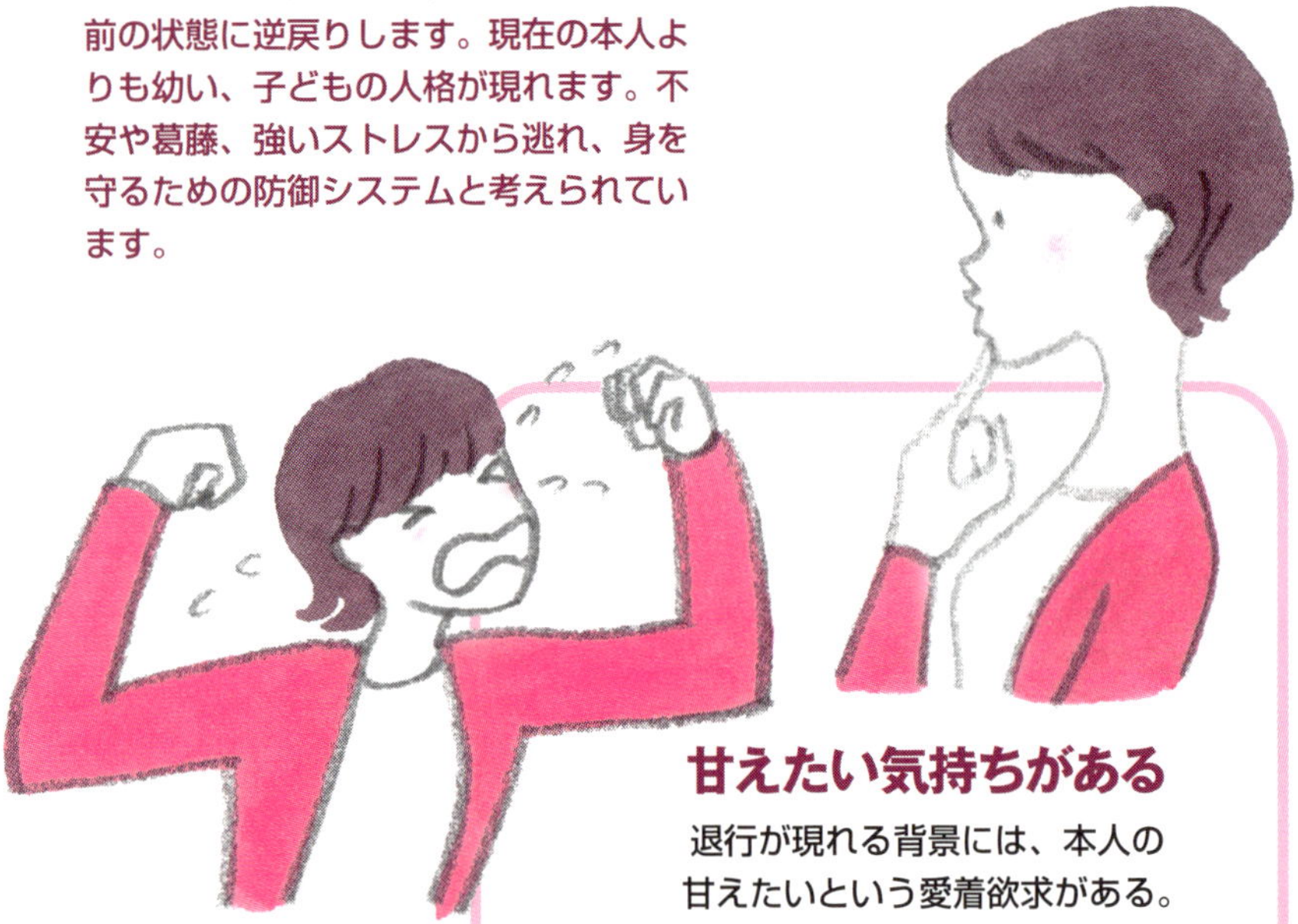

話している最中に、子どもっぽい話し方としぐさをするようになった

幼い子どものように、だだをこねて泣き騒ぐ

甘えたい気持ちがある

退行が現れる背景には、本人の甘えたいという愛着欲求がある。解離のある人は安心できる居場所や相手を求めていることが多く、退行によって満たそうとしている

交代人格として現れる

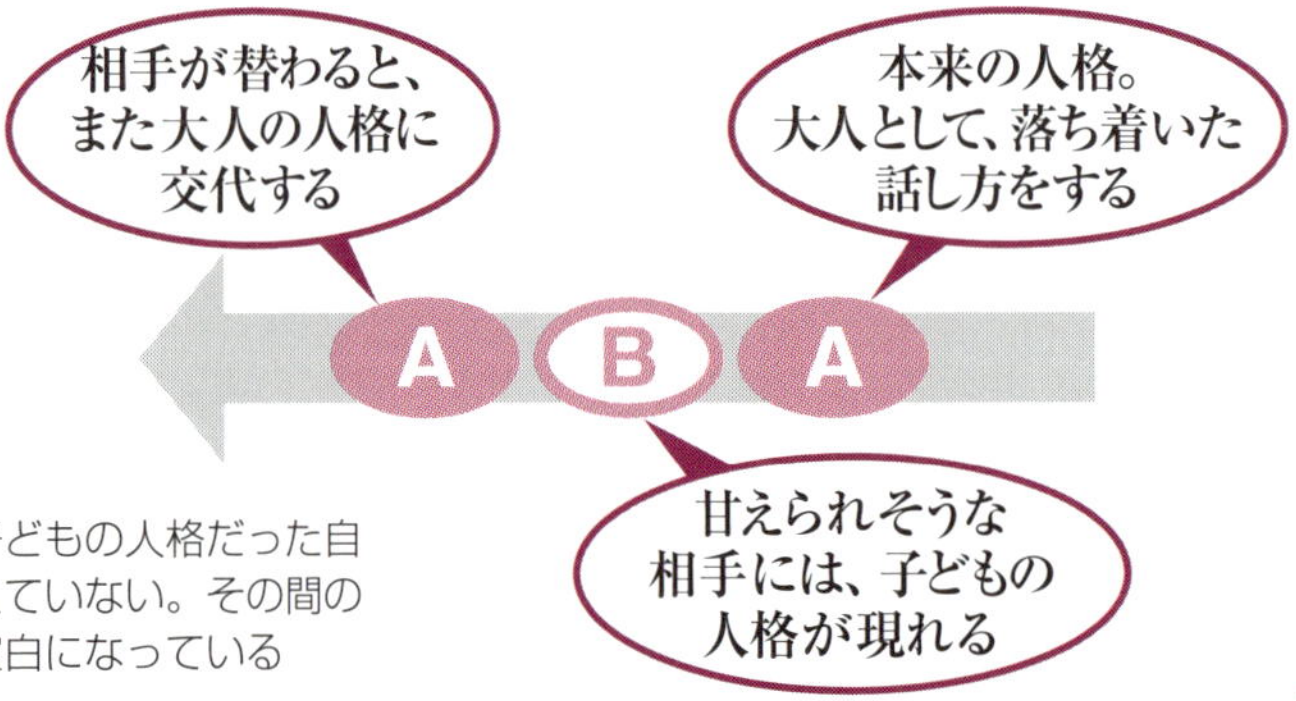

相手が替わると、また大人の人格に交代する
本来の人格。大人として、落ち着いた話し方をする
A
B
A
甘えられそうな相手には、子どもの人格が現れる

本人は子どもの人格だった自分を覚えていない。その間の記憶は空白になっている

子どもの頃の意識が前面に出る

解離のある人は子どもの頃に家庭不和や虐待、暴力、いじめなどを受けた経験があり、緊張を強いられていた例が多くみられます。家庭や学校などに安心していられる場所を失っているのです。こうした状況から救われたいという強い思いをもっています。

退行によって子どもの頃の意識が前面に出てくるのは、こうした経験が影響しています。退行症状が現れるのは、本人の意識が現在ではなく、過去にいる状態になっているからなのです。

意識のあるところ

退行とは、いわば時間を遡ること。本人の意識が現在よりも過去に戻り、子どもに返ることを選んでいるのです。一方、幻覚を見るのは、過去の自分が現在の自分に現れる状態です。つまり、意識は現在にあります。

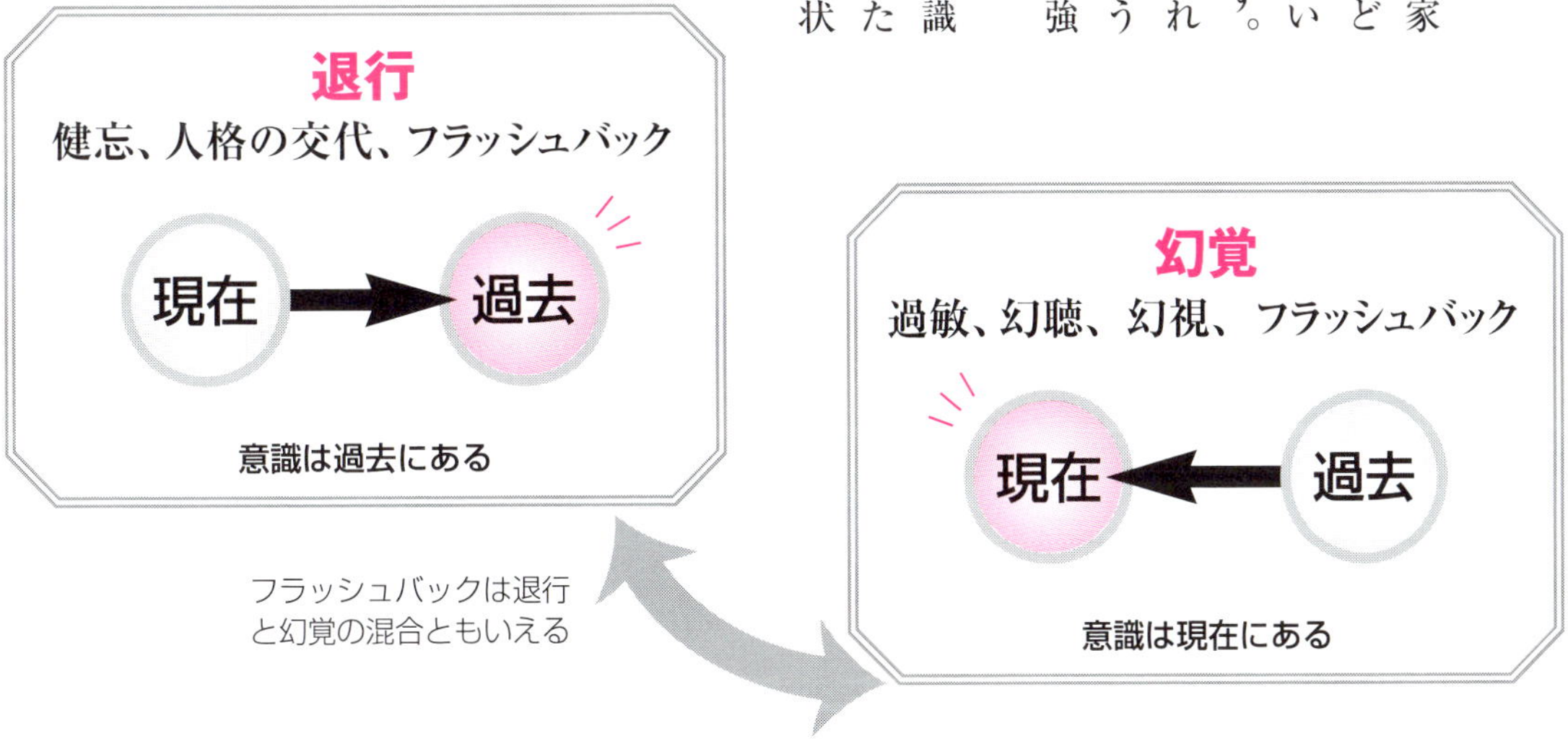

退行
健忘、人格の交代、フラッシュバック
現在
過去
意識は過去にある
幻覚
過敏、幻聴、幻視、フラッシュバック
現在
過去
意識は現在にある
フラッシュバックは退行と幻覚の混合ともいえる

周囲の人の体験談
夜中に泣きじゃくる

あるとき、隣で寝ていた夫が夜中に突然起きて、まるで子どものように泣きじゃくっているのを見ました。はじめは夢でも見て寝ぼけているのかと思いましたが、それが何度もあったのです。しかも、泣いているときはしゃべり方まで子どもみたいになっていました。

あとでわかったのですが、夫は子どもの頃に義理の父親に虐待を受けていたそうです。しょっちゅう殴られていたことが、子ども返りの原因だったと思います。

周囲の人の体験談
娘よりも子どもに

母の具合がわるくなったきっかけは職場の人間関係のストレスでした。最初は体調がわるいと言っていたのですが、その後、記憶がおかしくなり、娘の私を産んだ覚えがないと言うのです。

ある時期から、急に子どもみたいな話し方になりました。ふざけているのかと思いましたが、ようすがおかしいので、いっしょに病院に行きました。お医者さんの前でも小さな子どもみたいに甘えた口調で話すので、本当に驚きました。

行為

暴力や自傷として症状が現れることも

幻視や幻聴などの幻覚症状やもうろう状態、交代人格が原因となって、暴力行為や自傷といった問題行動を起こすこともあります。ときに自殺を図ることもあり、注意が必要な症状といえます。

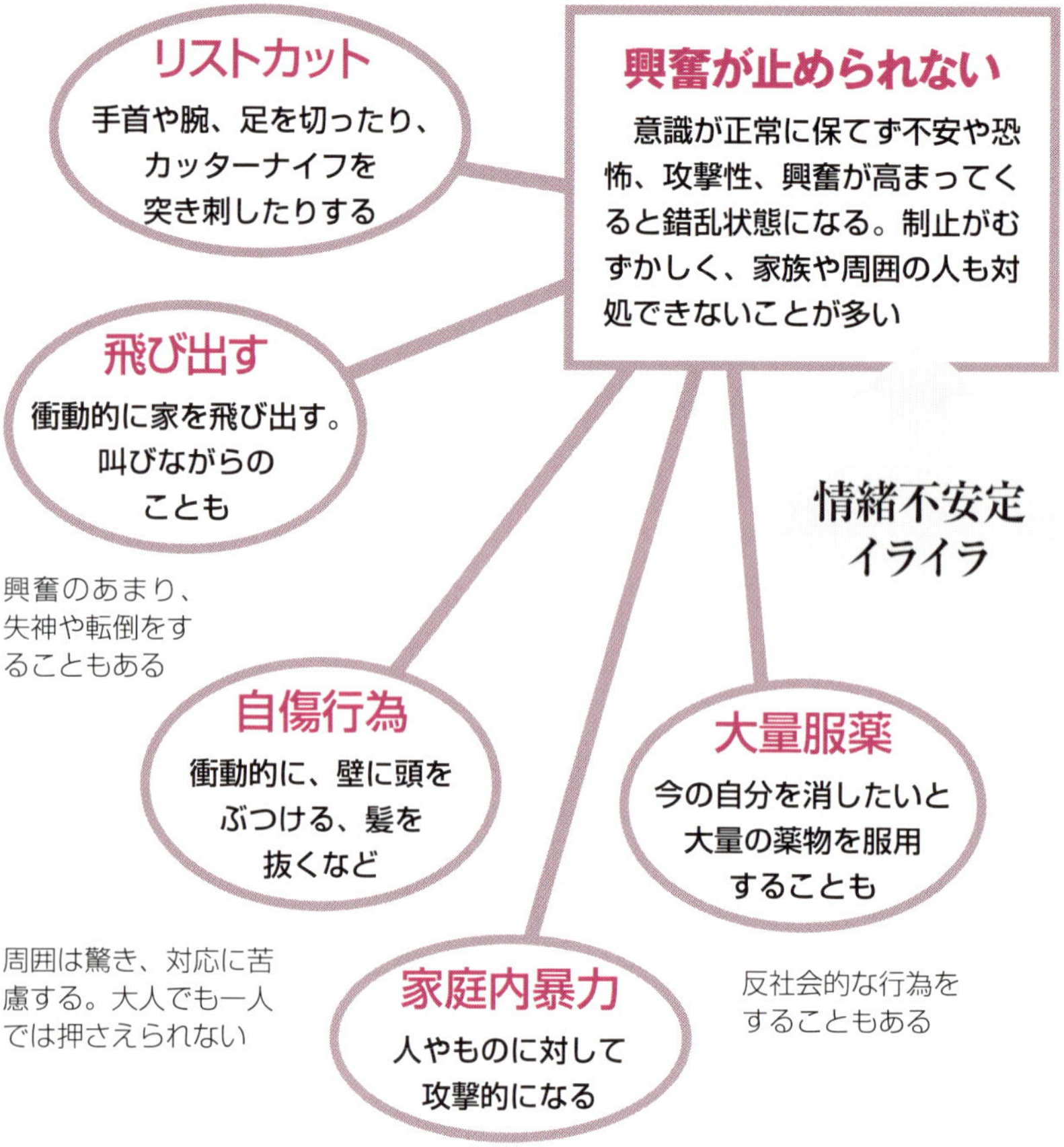

興奮が止められない
意識が正常に保てず不安や恐怖、攻撃性、興奮が高まってくると錯乱状態になる。制止がむずかしく、家族や周囲の人も対処できないことが多い
情緒不安定
イライラ
リストカット
手首や腕、足を切ったり、カッターナイフを突き刺したりする
飛び出す
衝動的に家を飛び出す。叫びながらのことも
興奮のあまり、失神や転倒をすることもある
自傷行為
衝動的に、壁に頭をぶつける、髪を抜くなど
大量服薬
今の自分を消したいと大量の薬物を服用することも
周囲は驚き、対応に苦慮する。大人でも一人では押さえられない
家庭内暴力
人やものに対して攻撃的になる
反社会的な行為をすることもある

危険な行為や迷惑行為も

幻覚症状、とくに幻聴にそそのかされる、もうろう状態による興奮、交代人格の性格などが原因となって危険行為や迷惑行為をすることはめずらしくありません。

あとで聞いても本人は覚えていないので、周囲の注意が必要です。

周囲の人の体験談

叫ぶのを止められない

学校の友だちで解離性障害を治療中の子がいます。あるとき、急に興奮して錯乱状態になり、教室で「きゃーやめてー！」と叫んで暴れはじめたのです。先生が数人がかりで、やっと押さえることができたほどです。突然のことに驚きました。

3

「健常」から「解離」に至る原因は

カーテンの陰に誰かの気配を感じたり、
誰かに追いかけられる夢を見たり――
こうした体験をしたことがある人は少なくないでしょう。
解離と健常はきっちり線引きできるものではないのです。
ただ、生活に支障をきたすほどの「症状」となり、
「病」となってしまうのは、なにか別の原因があるはずです。

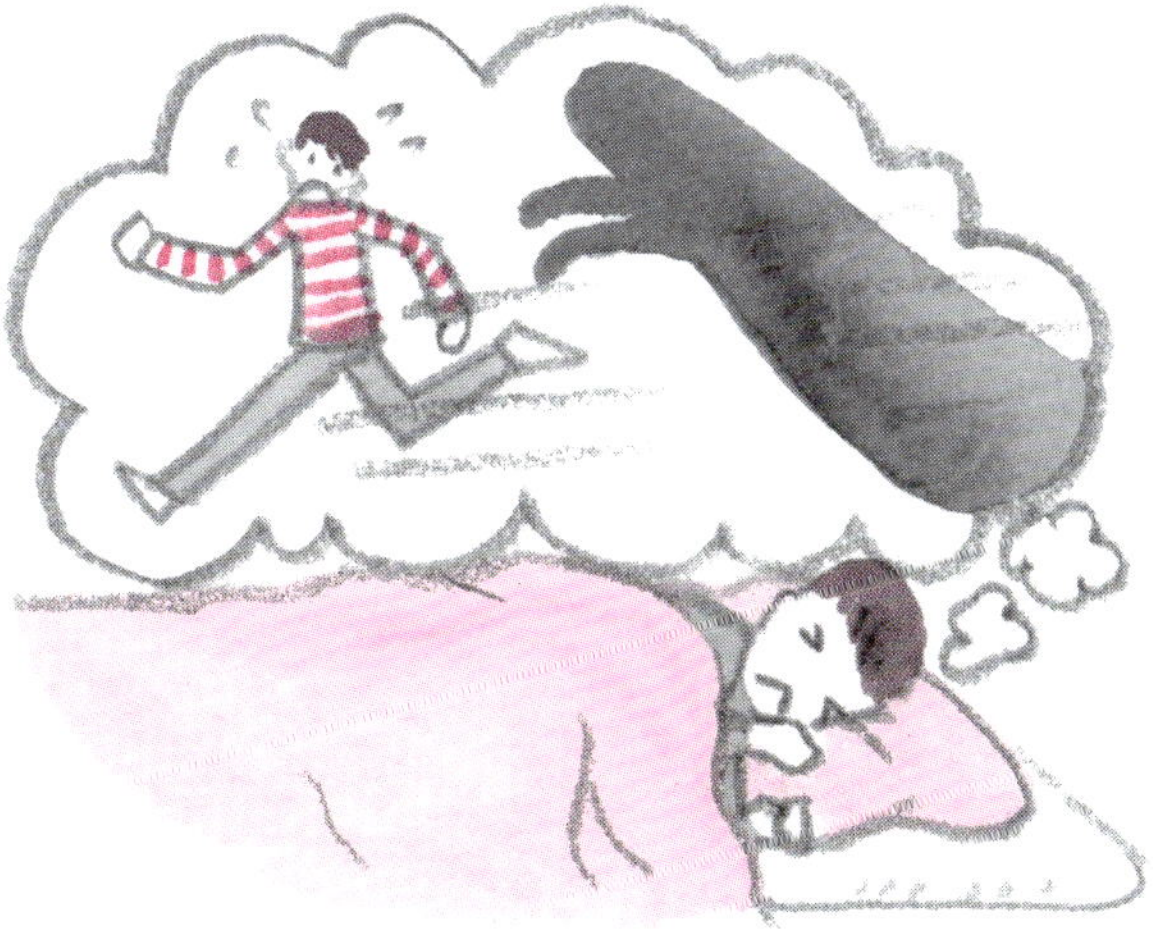

一般的な経験

解離に似た感覚は誰にでも起こりうる

解離の症状はなにかとんでもないものだと思っている人もいるかもしれませんが、そんなことはありません。多くの人が、ふつうに経験している体験と関連しています。

「鏡がこわい」と言う人は多い

解離の症状のなかには健常な人にもわかりやすいものがあります。たとえば、「鏡を見るのがこわい」という話は、女性ではよく耳にします。

女性は男性よりも鏡を見る回数が多いのに加え、子どもの頃に聞いた「夜、鏡を見ると幽霊がいる」などの言い伝え、ホラー映画や怪談話の内容が記憶にあることなどが関係しています。なかには実際に鏡の中に「なにか」を見たことがあるという人もいるでしょう。

ただ、解離の人は頻度の高さと訴えの強さが、一般の人とは決定的に違います。

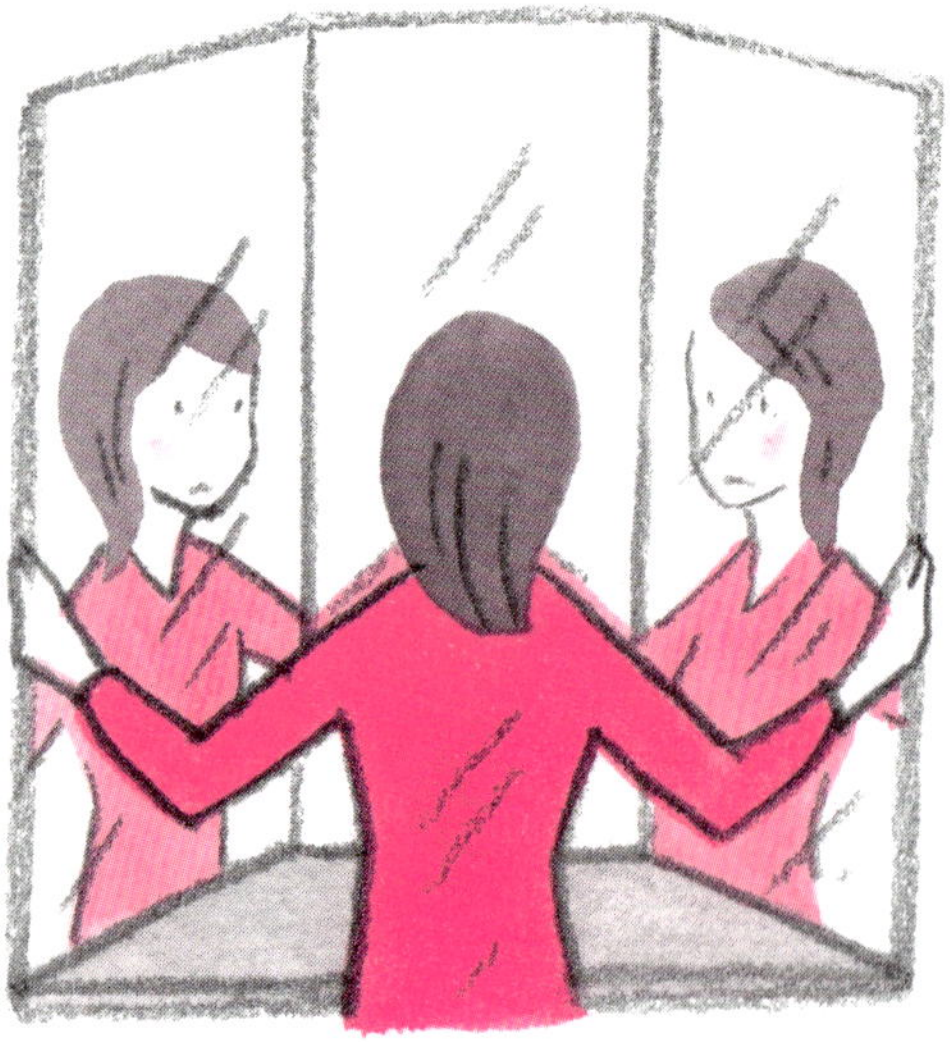

三面鏡を合わせ鏡にしてみると自分がたくさん映り、その何人目かが自分の死んだ姿などという話も、一般にいわれていたりする

check! 思い出のスケッチ

解離の感覚を理解する

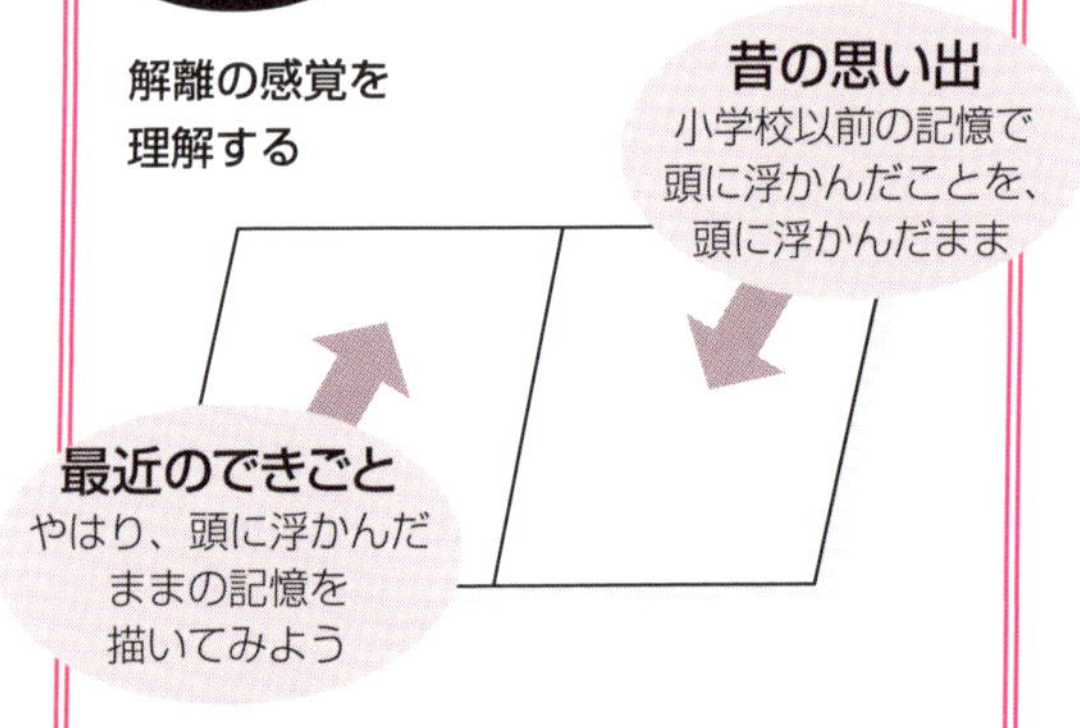

昔の思い出
小学校以前の記憶で頭に浮かんだことを、頭に浮かんだまま
最近のできごと
やはり、頭に浮かんだままの記憶を描いてみよう

紙を１枚用意して真ん中から二つに折り、半分ずつにそれぞれスケッチをする。テーマの一つは、「昔の思い出」、もう一つは「最近のできごと」。自分の印象に残っているできごとを思い出すままに描いてみよう（解説はP56参照）

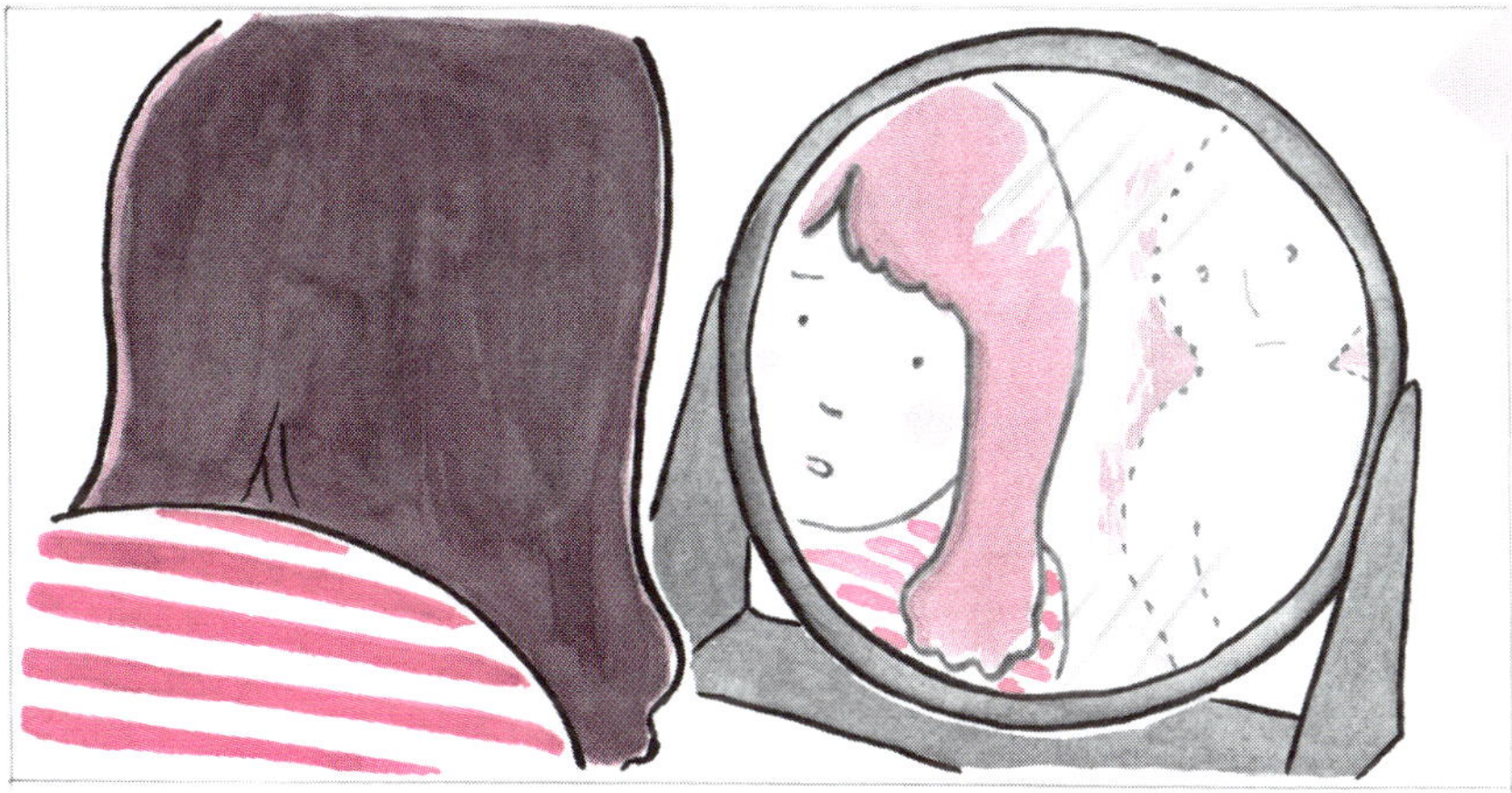

自分が映っているはずなのに自分以外の姿が映っていたり、鏡の中からその人が笑いかけてきたりしないかというようなこわさが、鏡にはある

不安や恐怖

日常生活のなかに、得体の知れない不安や恐怖を感じたことがある、という人は多いでしょう。こうした経験じたいは、特別なことではありません。

金縛り

夜、眠りに入るときや夜中に目を覚ましたとき、急に体が動かなくなる。そのときなにかの気配を感じたり、姿を見たり、声を聞いたりしたという経験がある

鏡がこわい

鏡に映る自分の姿に、ふとしたときに違和感を覚える、あるいは鏡になにかこわいものが映っているような気がしてならない、ということがある

自分が映っていない

自分以外のものが映っている

うしろがこわい

部屋に一人でいるときや入浴時、トイレなどで、自分のうしろになにかがいるような気がして急にこわくなったことがある。誰かの視線を感じて、ハッとうしろを振り返ったことがある

夜、暗闇がこわい

夕方から夜にかけて薄暗くなるとき、いわゆる逢魔《おうま》が時《とき》になると漠然とこわい感じが増してくる。また、真っ暗な暗闇では、なにかが自分のすぐ近くにいるような気がしてこわくなることがある

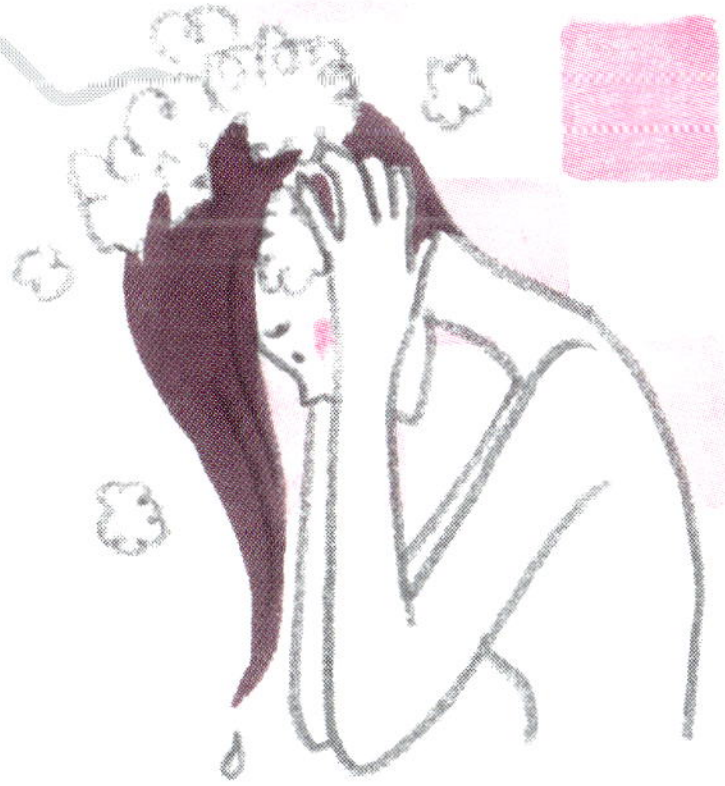

一般的な経験

思い出の一シーンには自分が登場している

記憶のスケッチには、
どんな絵を描きましたか？
そこに描かれているものには、
ある特徴が現れていないでしょうか。
しかし、それもまた誰にでもある、
めずらしいことではないのです。

思い出のスケッチ

P54で指示した思い出のスケッチには、どんな絵が描かれましたか？

自分の姿がどんな視点で描かれているか、確認してみよう

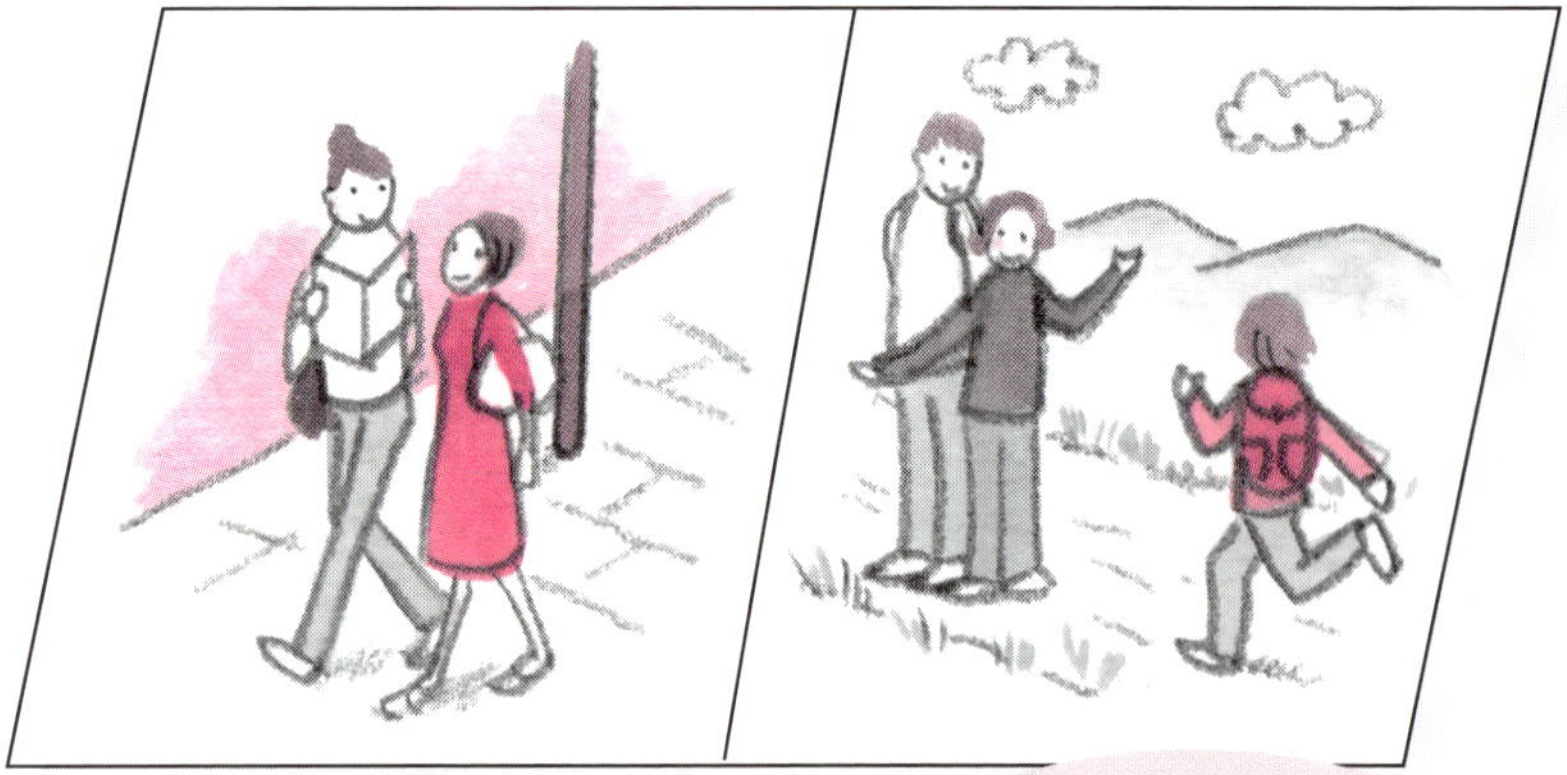

自分が登場している

過去の思い出のスケッチには、自分の姿が描かれていることが多く、最近のできごとは自分の視点で描かれていることが多いはず。過去の幼い自分に対し、今の自分が観察者としての視点で見ているからである

誰にでもある感覚

過去の自分を観察者の視点で見ることは、誰にでもある感覚。ただ、解離のある人は視点の位置が高く、上から見ていることが多い

解離性障害は脳のトラブルではない

解離性障害は脳の病気だと思っている人が多いかもしれません。幻視や幻聴など、統合失調症とよく似た症状もあるので、そう思われているのでしょう。

しかし、解離性障害は脳になんらかのトラブルが起こることによる病気ではありません。

また、病気と健常との境目もはっきりしていません。過敏や離隔に似た症状は、解離のない人にもある、ごくありふれた症状です。ただ、それが強く出ているのが解離性障害なのです。

思い出のスケッチに描かれた絵を見れば、解離の症状が特別なものでないことがわかるはずです。

健常との境目は……

解離の症状や体験はいずれも、程度の差はあれ、解離のない人にも当てはまるものがほとんどです。どこからが病気か、線引きはむずかしいのです。

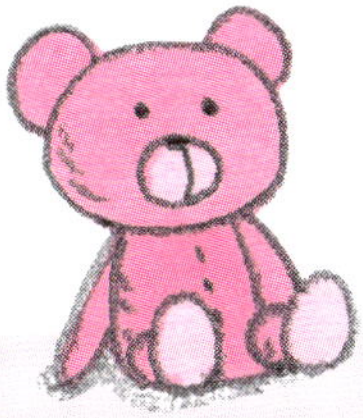

人形やぬいぐるみを擬人化する

子どもの頃、人形やぬいぐるみに名前をつけ、キャラクターをもたせていた。話しかけるだけでなく、ちゃんと会話もできた。大人になってからも続いている

客観的な視点をもつことがある

自分の身に起こったことを当事者としての視点よりも、客観的に観察者として見る傾向がある。自分のことなのに、どこか冷静で離れた位置から自分を見ている気がする

想像力が豊か

空想を楽しんだり、物語を考えたりするのが大好きで得意。子どもの頃には周囲の人に「想像力がある」とほめられたことがある

頭の中に映像が見える

頭の中に、想像したこと、空想したこと、過去の記憶があたかも見えるようだ

体外離脱体験がある

自分の体から、自分の魂が抜け出て、自分の姿を見たことがある。ぼんやりしているときや寝入りばなに経験することが多い。なにかに熱中しているときにもある

デジャヴがある

よくデジャヴを経験する。ただし、空想や夢で見たことなのか、現実にあったことなのかは、よくわからないことが多い

霊を見たことがある

幽霊を見たり、霊現象を体験したということがある。自分は他の人よりも霊感が強いので、よく見るほうだと思っている

想像上の友人がいる

子どもの頃からずっと自分のそばに想像上の友だちがいる。目には見えないが、話をしたり、いっしょに遊んだりした。自分と同性で、年齢も近い

解離性障害

上記の体験は解離性障害を示唆する。解離症状のため、日常生活に支障が出る場合は解離性障害と診断される

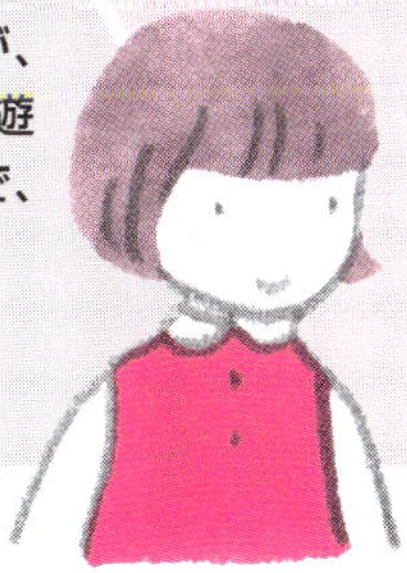

一般的な経験

自分が出てくる夢を見たことがある

夢が現実になるような不思議な夢や、自分の姿が登場する夢を、見たことがあるでしょうか。解離の人はそうした夢を見る頻度が、かなり高いのです。

誰でも見るが頻度が違う

自分が出てくる夢を見たことがある人もいるでしょう。年に数回、こうした夢を見るだけなら、解離性障害とはいえません。

ポイントはその頻度です。解離のある人は、かなりの高頻度で自分が登場する夢を見ています。

夢の中で自分を見ている視点にも特徴があります。夢の中で自分の姿を上やうしろから見ていることが多いのです。また、夢の続きを見ることが多く、夢の内容も現実と区別がつかないほどリアルであるという特徴があります。触覚や聴覚もいきいき感じると言います。

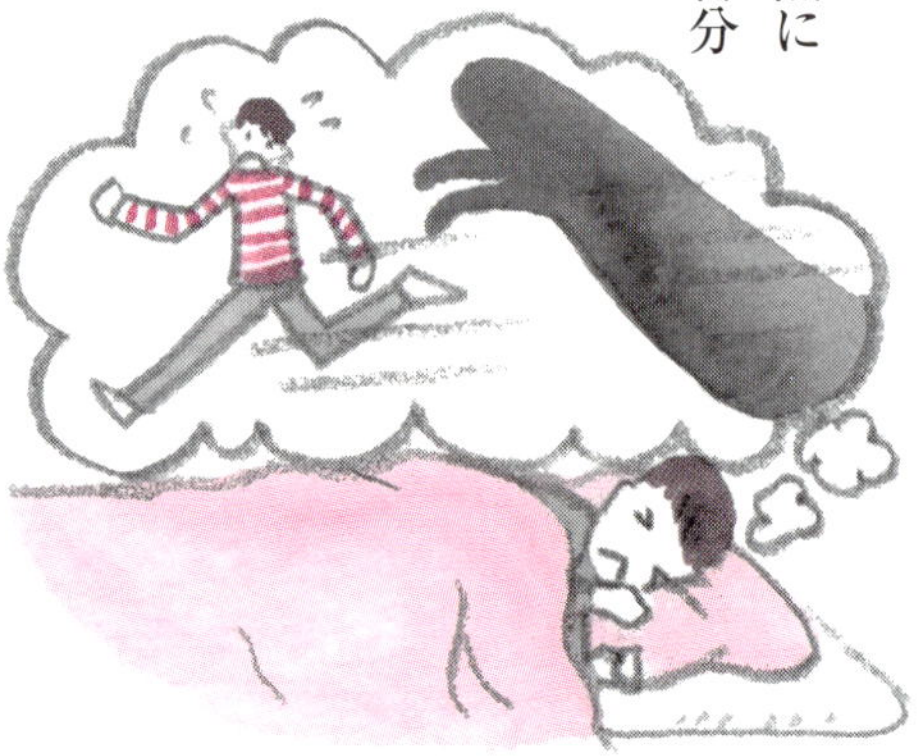

誰でもなにかに追いかけられる夢を見ることはあるだろう。だが、解離のある人は、逃げる自分の姿も見るし、その回数が多い

誰にでもある夢体験

予知夢やデジャヴは、特別なことではありません。ただ、解離の人は、ひんぱんにあると訴えます。

デジャヴ

予知夢

デジャヴ（既視感）とは、現在見ている景色や状況が、前にも経験したことがあるという感じがする体験。

予知夢とは、現在の景色や状況が前に夢で見たとおりになっていると感じる体験で、デジャヴと関連している。

前に体験したことがある、あるいは夢で見たことがあるから、これから先になにが起こるかわかるという人もいる

↓

予知夢とデジャヴの共通点は、すでに起こったことがもう一度起こると感じること。一般の人も感じることがあるが、解離のある人には非常に多い。過去・現在・未来の時間が重なりあって、最初の経験が夢だったのか、現実だったのかはわからないが、前に同じことが起こったと感じるため

……

時間が重なる

夢診断

P6〜8のチェックテストをおこないます。
自分がつけた答えの番号をみてください。

ほとんど③か④に○をつけた

②、③に多く○をつけた

ほとんど①か②に○をつけた

解離性障害 ←→ **健常**

解離がある人の見る夢

解離性障害の人の見る夢には、大きく分けて三つのパターンがある

スクリーンを見るような夢

夢の中で、映画のスクリーンやテレビを観ているような感じで夢を見ている。スクリーンに自分が登場することもある

連続している

夢体験においては、解離性障害と健常ははっきりと区別されるのではなく、同一線上につながっていると考えられる。経験している夢体験は同じだが、要はその頻度に差がある

自分が出てくる夢

夢の中で自分の姿を見ることを夢中自己像視という。上から見ていたり、うしろから見ていたりする。うしろから誰かに追いかけられている自分の姿が見えることもある

健常でもよく見る

自分が出てくる夢中自己像視は、解離のあるなしはあまり関係ない。健常な人の約10〜20%が、夢で自分の姿を見ている

リアルな夢

触覚や味覚がある夢、追いかけられる夢、高所から落ちる夢、空を飛ぶ夢、殺される夢、自分の背後に誰かがいる夢。これらに共通しているのは、きわめてリアルであること。周囲の世界が自分に迫ってくるように感じる

現実と混同する

感触や感覚があるだけでなく、内容も現実的。夢によくある荒唐無稽な展開は少なく、日常的な内容が多いため、夢か現実かの区別がつかないほど

患者像

小さいときから想像力のある子だった

解離性障害の人には、子どもの頃からある特徴があります。幼少期から不思議な体験をしていることです。全員に当てはまるわけではありませんが、かなり多くの人が似たような経験をしています。

幼い頃からの傾向

想像力豊かで空想好き。現実と空想を混同しがちなところがあります。不思議な体験を他の人も同様にしていると思っています。

空想傾向が強い

想像上の友だちと遊ぶ。その友だちは実在するかのように、目で見て、声を聞くことができる。空想上の物語があり、長期間にわたり物語が展開しつづけ、映像を映画のように見ている。人物設定やストーリーは具体的かつ詳細

不思議な体験

妖精やこびと、幽霊を見たことがあり、本当に存在していると思っている。人形やぬいぐるみもちゃんと生きていて、それぞれに人格があり、話したり、遊んだりしたことがあると言う

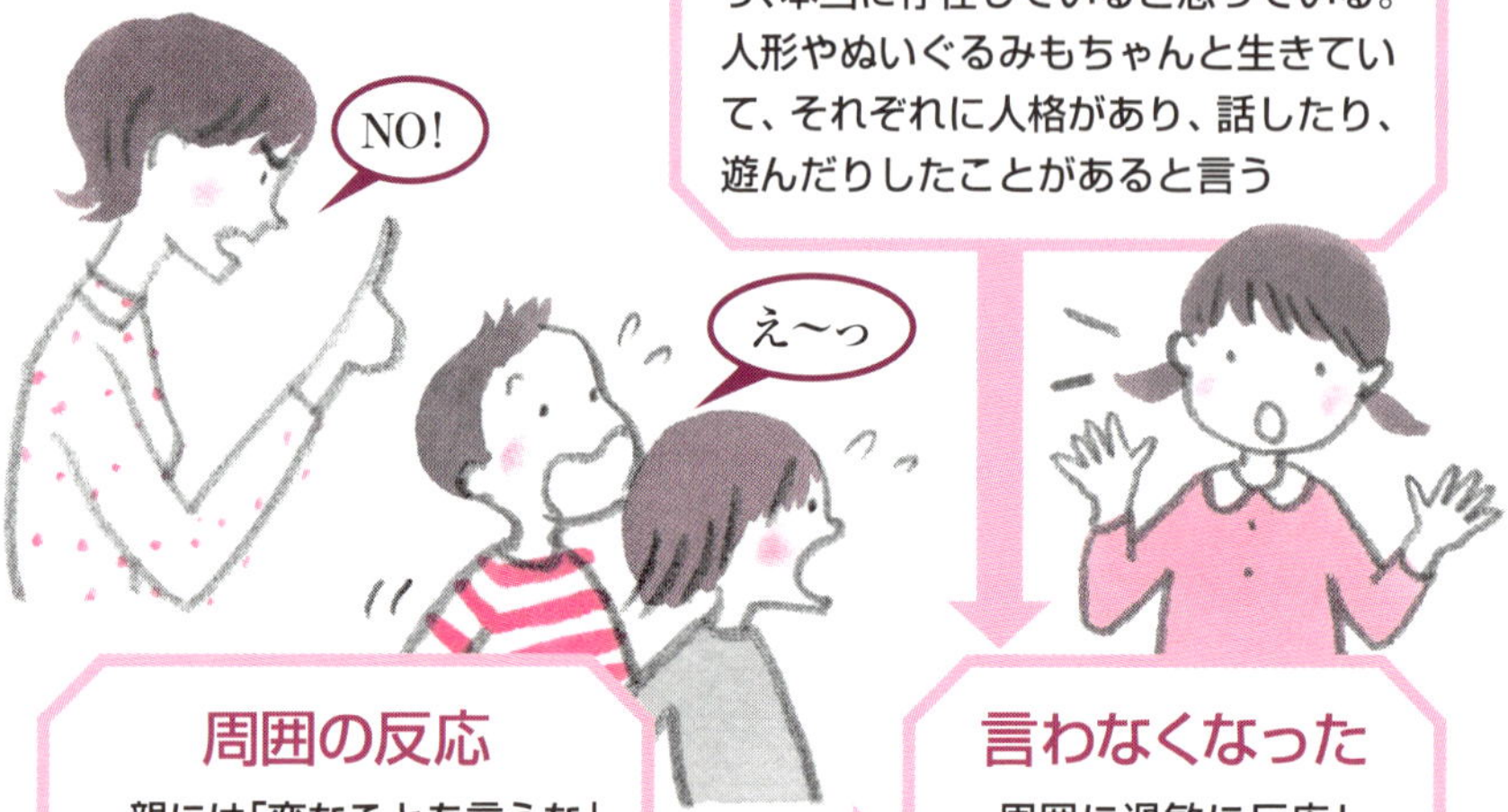

周囲の反応

親には「変なことを言うな」と叱られ、二度と言わないように口止めされた。友だちにも「ウソだ」などと言われ、信じてもらえなかった

言わなくなった

周囲に過敏に反応し、合わせようとする傾向があるため、しだいに自分の体験を話さなくなる

診察の場で話す

解離のある人にこうした経験がなかったか問診をすると、同意し、話しはじめる人が多い。ただし、想像力豊かで空想癖があるから解離になりやすい、と単純に結びつけることはできない

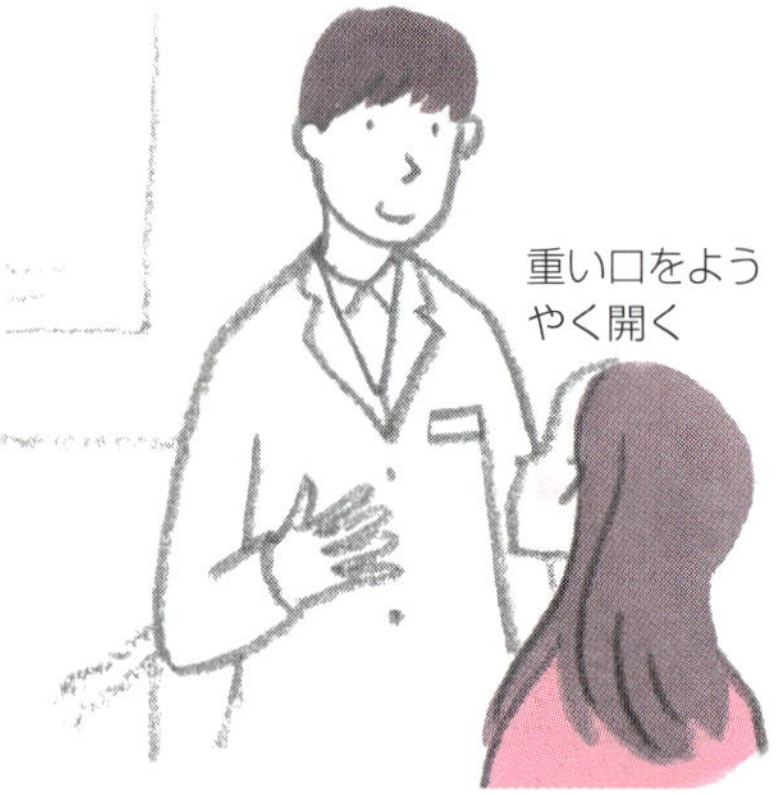

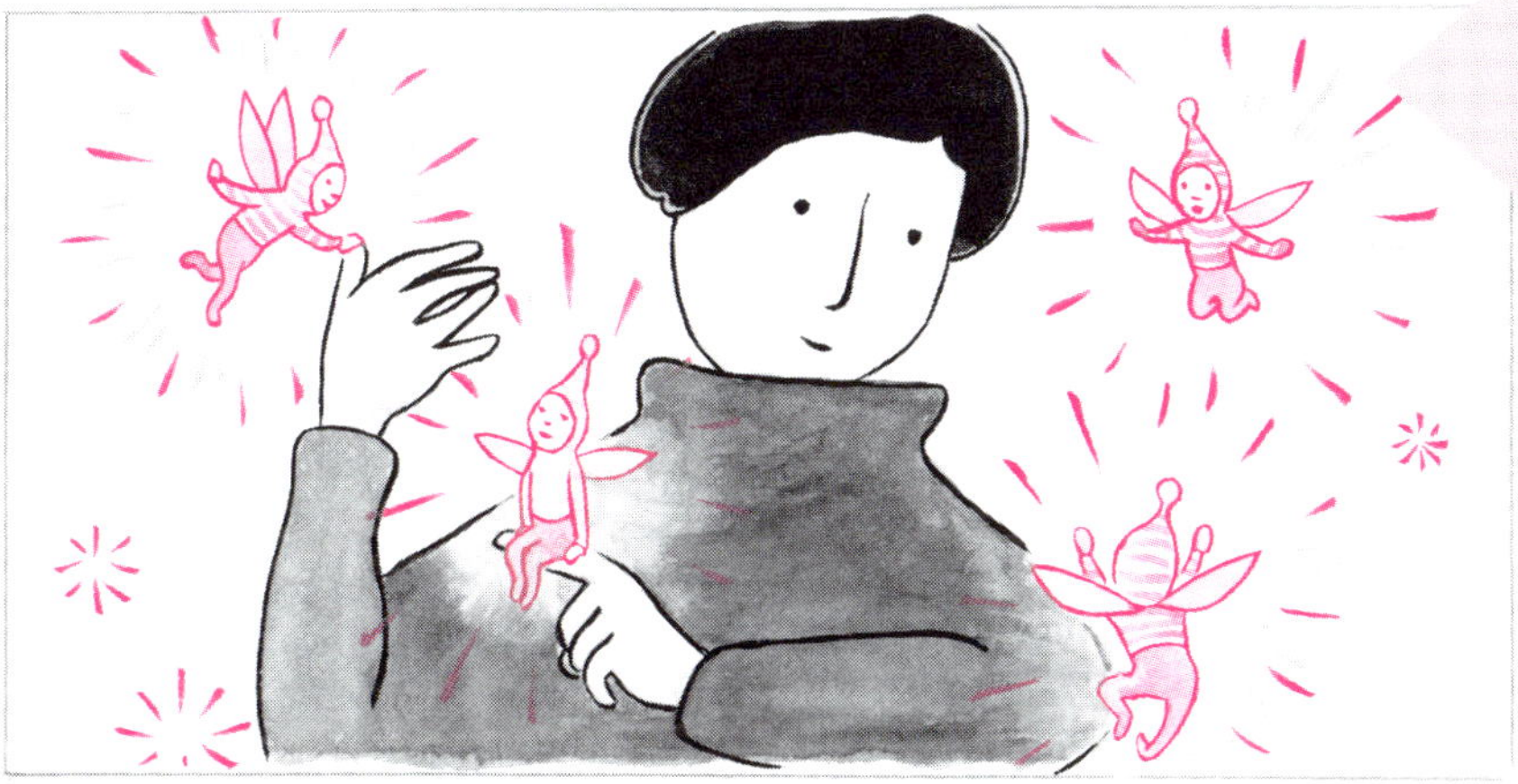

子どもの頃から、妖精たちが見えるし、実際にふれることもできた。いっしょに遊んでいた

不思議な体験をしていた

解離性障害の人は、子どもの頃からさまざまな不思議な体験をしています。ところが、人前でそれについて話すことはほとんどありませんでした。過去に親から叱られて口止めされたり、周囲の人に変だと言われたりしたためです。

こうした体験は空想の産物だという意見もあります。ただ、解離とは関係なく、想像力豊かで空想癖のある人たちは大勢いるものです。どこが違うのでしょうか。

本人の体験談

いつも遊んでいた子

五歳の頃、いっしょに遊ぶ女の子の友だちがいました。でも、その子は本当は実在しませんでした。それがわかったのは大人になってからです。

当時、幼稚園では一人も友だちがいなくて、いつもその子といっしょに遊んでいました。ある日、急にいなくなったので、お母さんや幼稚園の先生に聞いても、そんな子はいないと言われました。意味がわかりませんでした。

解離のある人は、現実との境がわからなくなるほど、空想の世界に深く浸る傾向があります。たとえば、解離性障害の患者さんで、豊かな想像力ゆえに文章や絵画・演劇などの芸術分野が得意で、活躍している人もいます。小さいときから作文が得意だったりします。

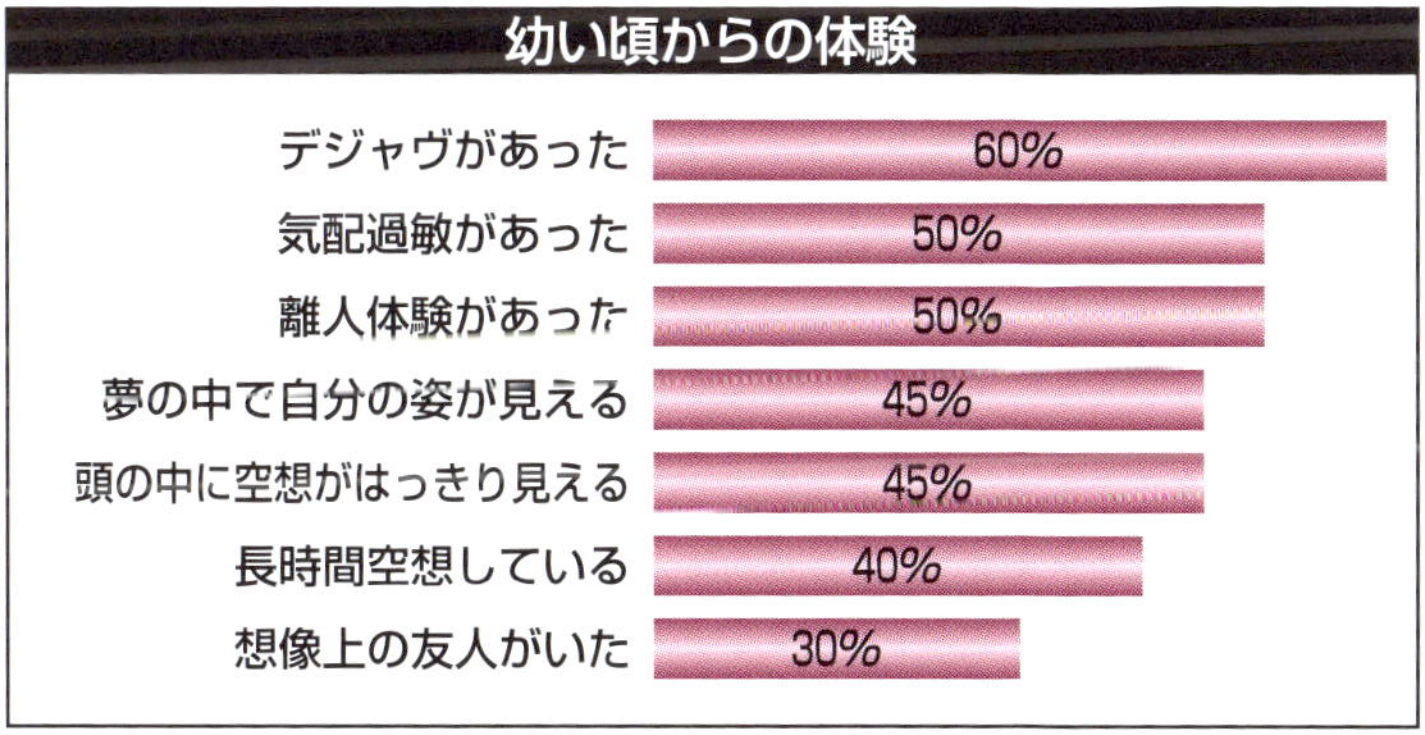
幼い頃からの体験
デジャヴがあった 60%
気配過敏があった 50%
離人体験があった 50%
夢の中で自分の姿が見える 45%
頭の中に空想がはっきり見える 45%
長時間空想している 40%
想像上の友人がいた 30%

問診で得られた、患者さんの小児期の体験（柴山）

発症の背景

こころに深い傷を受けたことがある

解離のある人は、こころに深い傷を抱えています。原因となるできごとはさまざまで、家庭内と家庭の外で受けたものに分けることができます。本人が傷を自覚していない場合もあります。

切り離し

耐え難い苦痛や葛藤を自分自身から切り離すことによって、自己を守ろうとします。切り離された苦痛は、誰か（別人格）が担うことになります。切り離しによって自分の中に空白が生じることになります。

苦痛や葛藤があると、こころが二つに分離してしまう

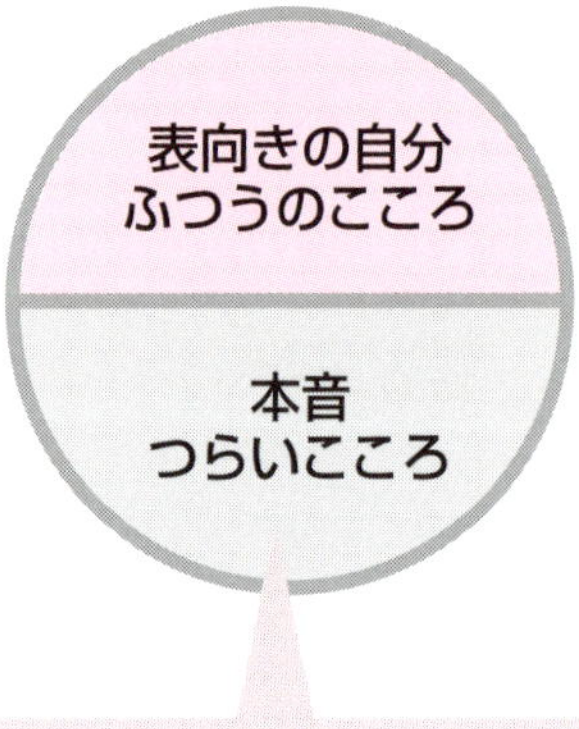

解離性障害の発症との関連・影響

家庭内

性的外傷体験

→家庭内は33%。家庭内かつ家庭外が11%であり、この人たちは、すべて解離性同一性障害と診断された

虐待

暴力や体罰、育児放棄など。近年、増加している。家庭内での虐待は周囲が気づきにくく、対策が遅れがちで長期間持続することが多い。約30%にみられる

居場所がない

両親が不仲になったり、夫婦げんかが絶えなかったりすると、子どもは安心して過ごせる場所を失うかもしれないと不安を感じる

親の不仲・離婚

両親の不仲は全体の約55%にみられ、約20%は離婚している。家族と別居したり、親戚に預けられたりすると、子どもは自分が安心できる場所を失い、疎外感や孤立感につながる

もっとも影響が大きいのは性的外傷体験。解離性障害で自傷や自殺をくり返し図る人には、両親の不仲や離婚を経験した人が多い。外傷体験は一つとは限らない

つらいこころを切り離そうとする。健康なこころを守ろうとする防衛本能

切り離し、どちらもこころの中に抱えた結果、二重性の病へと至ることに

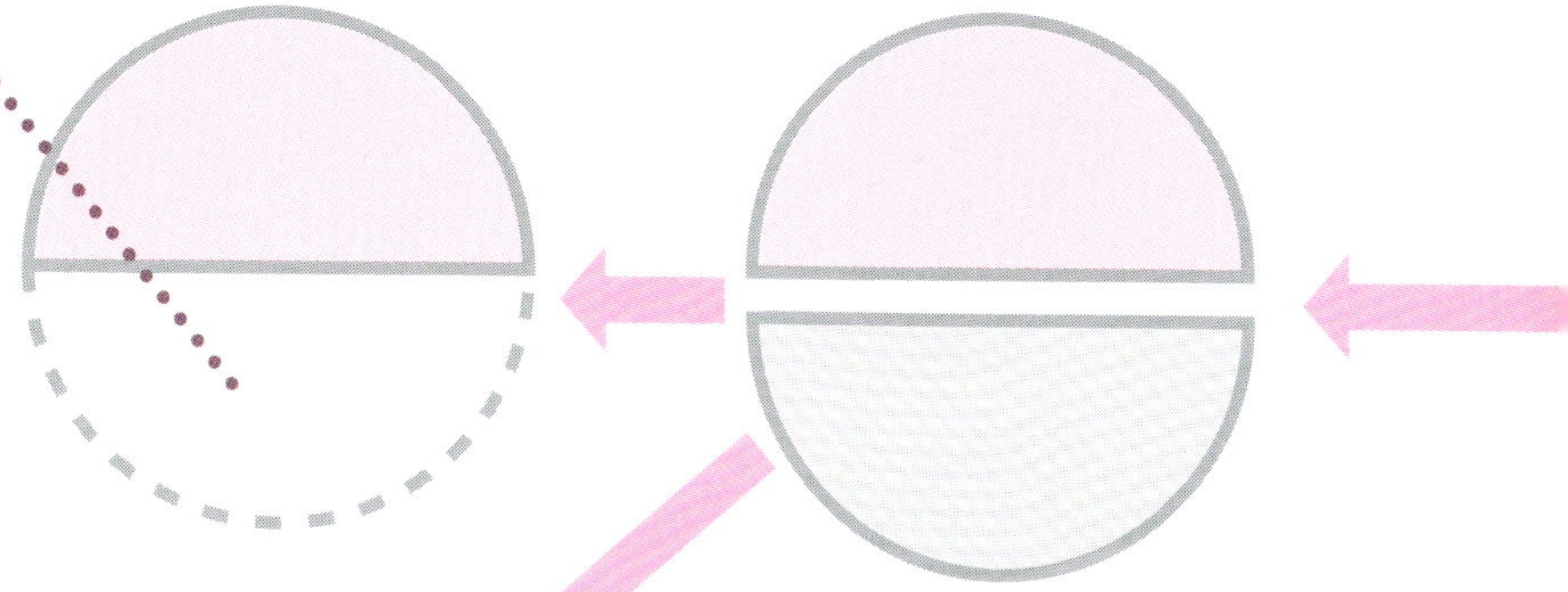

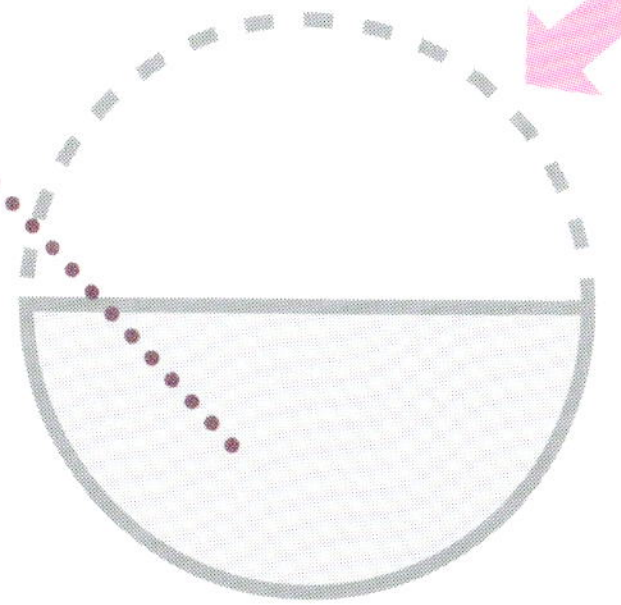

満たしたい。でもこわい

切り離した部分は空白になる。この空白を満たしたいという気持ちと、空白をおびえる気持ちがある。意識がぼんやりした状態、不安や空しさにつながる

一人で抱えきれない

本来なら一人で抱えきれない心的外傷を、家庭内外の事情のため、孤独のなかで一人で抱えなくてはならない。たとえ心的外傷を受けても、孤独でなければ癒される

家庭外

性的外傷体験

性的外傷体験は、解離性障害全体の約45%にみられる。そのうち、家庭外は77%→

いじめ

解離のある人の約55%に学校での持続的ないじめを受けた経験がある。しかし、解離性障害との関係はそれほど強くない

交通事故などのPTSD

交通事故による外傷体験が引き金となるものは、全体の約20%と意外に多い。自然災害や犯罪被害などは、原因にならないとはいえないが数は少ない

性的外傷体験、親の不仲の影響が大きい

こころに深い傷を受ける原因は、家庭の中で起こる「家庭内外傷」と、家族以外の人間による「家庭外外傷」に分けることができます。

家庭内外傷の代表は、両親の不仲、離婚、そして性的外傷体験です。いっしょに暮らしている家族が原因なので、長期間にわたって持続していることがあります。

家庭外外傷では、レイプなどの性的外傷体験が代表的です。いじめも関連することがあります。

発症の背景

つらいときにこころを飛ばしてやりすごした

つらいことがあったとき、話を聞き、助けてくれる人がいなければどうなるでしょう？　解離のある人の多くは、自分でなんとかしなければならない状況にありました。方法の一つがこころを飛ばすことです。

切り離したこころを外へと飛ばした

解離性障害は、耐え難い苦痛や葛藤から自己を守ろうとするために起こると考えられています。

その方法が、切り離したこころを飛ばすことです。自分の身に起こったつらい体験を、自分のことではないとするのです。

虐待されたとき、自分の体から意識を飛ばします。虐待されている自分を離れた場所から見ているような状態です。こうして苦痛から逃れるのです。

こころを飛ばし、やりすごすしか苦痛に押しつぶされそうな自分を救う方法がなかったのです。その結果、こころが解離し、解離性障害が発症したと考えられます。

発症の原因

解離性障害の発症には、本人がもともと想像力が豊かで、離人や離隔の傾向があることに加え、外傷体験が合わさっていると考えられます。

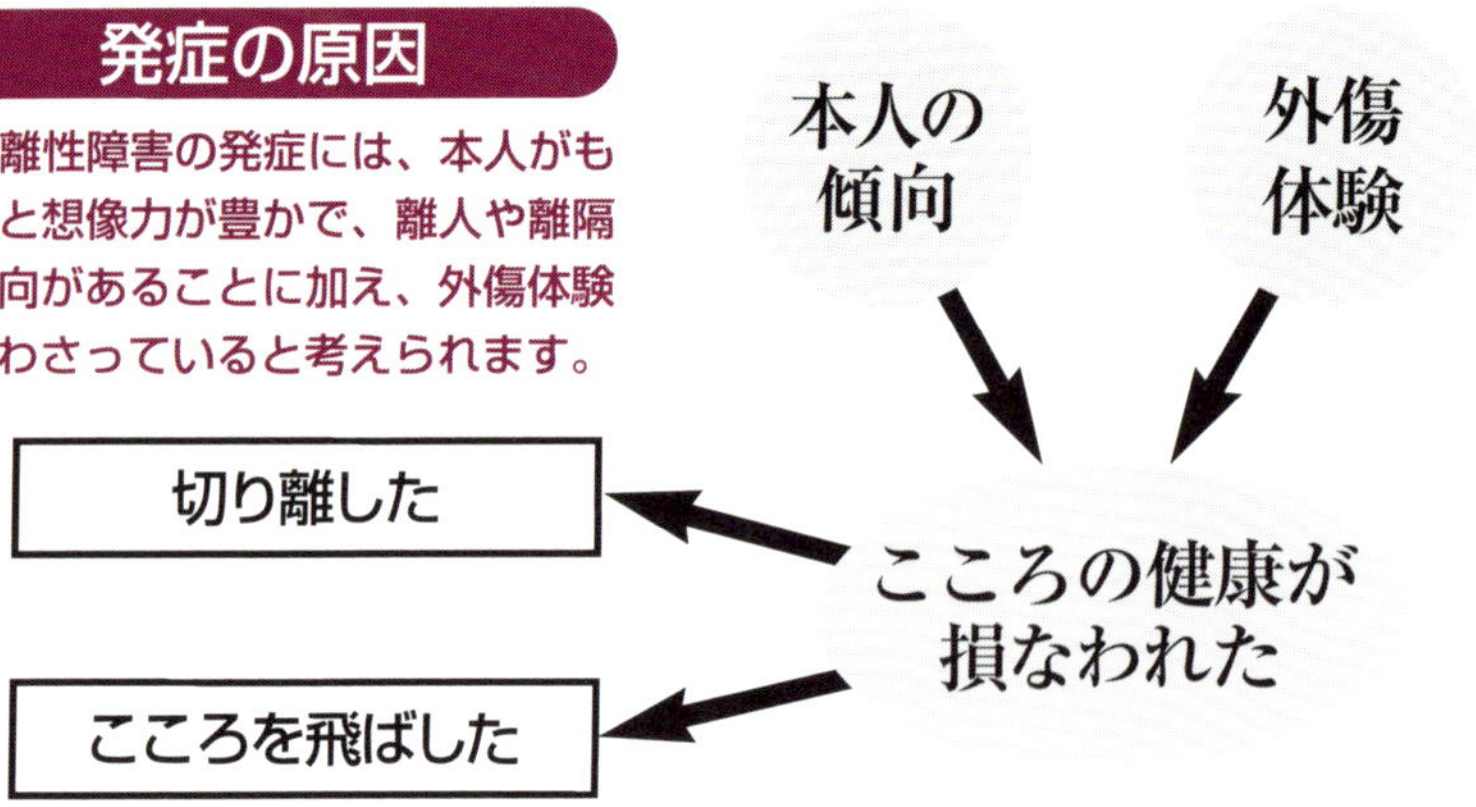
本人の傾向
外傷体験
こころの健康が損なわれた
切り離した
こころを飛ばした

本人の言う体験が空想のこともある

解離性障害の原因として虐待は重要な要素です。事実、虐待によるこころの傷が引き金になっているケースが多くみられます。

しかし、本人の語る虐待などの外傷体験が必ずしも事実ではない場合があることも知っておく必要があります。本人が意識的にウソをついているというよりも、もともと想像力豊かで空想傾向があることから、現実と空想が入りまじってしまうことがあります。

解離のある人は、弱いものが強いものにいじめられたり、踏みにじられたりする空想を抱きがちなところもあります。

こうした面が影響を及ぼして、外傷体験の物語をつくっていることもあるのです。

飛ばす

こころを切り離して飛ばすことは、自分を守るためのある種の防御反応です。しかし、それによって生じた喪失感や満たされない感じが解離のさまざまな症状を招きます。

抱えきれないから

つらい体験やできごとは自分一人では抱えきれない。受けとめる誰かが必要になる。その役目を別人格に任せる

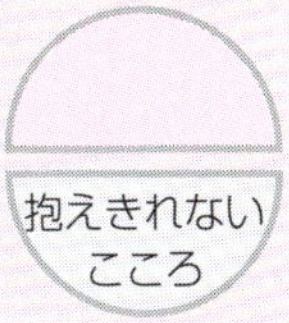

こころを飛ばす

耐えがたい目にあったとき、それを感じないようにするために意識を外に飛ばす

他人事にする

こころを飛ばしているときは、つらい目にあっているのは自分ではなく、別の誰かだと思うことができる。自分のことなのに、まるで他人を見ているような感じ

自分を守ることができる

こころを飛ばせば苦痛から逃れることができ、自分の身を守れる

現実に戻ろうとすると……

こころを飛ばした状態から現実に戻ろうとすると、急にこわくなってパニックになることがある

空白をもたらす

つらい体験を切り離すと、その部分が抜け落ちて空白を感じる。そのことで不安や焦燥感に悩まされたり、空虚な感じがすることもある

なくした部分を埋めようとする

空虚感や喪失感を埋めるには、安心できる居場所や甘えを許してくれる人間関係＝愛着的関係を欲する。そのため、異性に過剰に依存することもある

親に怒られているとき、怒られているのは、別の誰かにしてしまい、自分のこととして受け止めない

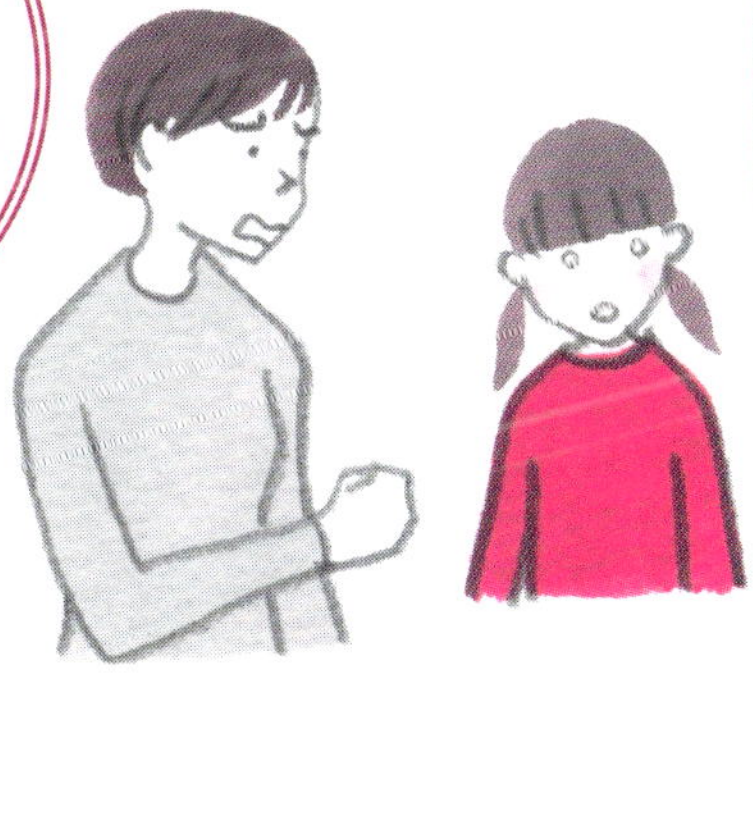

本人の感じ方

怒られたときはこころを飛ばした

子どもの頃からなんとなく現実感がないというか、自分のことなのに他人を見ているような気がしていました。父にものすごい剣幕で怒鳴られたときも、意識を飛ばしてやりすごす癖がついていました。怒鳴られて泣いている自分をいつもうしろから見ていました。

環境的要因

家にも学校にも居場所がなかった

解離性障害の発症には原因となる外傷体験が根本にありますが、それだけではありません。見過ごせないのが、環境要因です。受けた傷を癒す、安心できる居場所の有無が重要なのです。

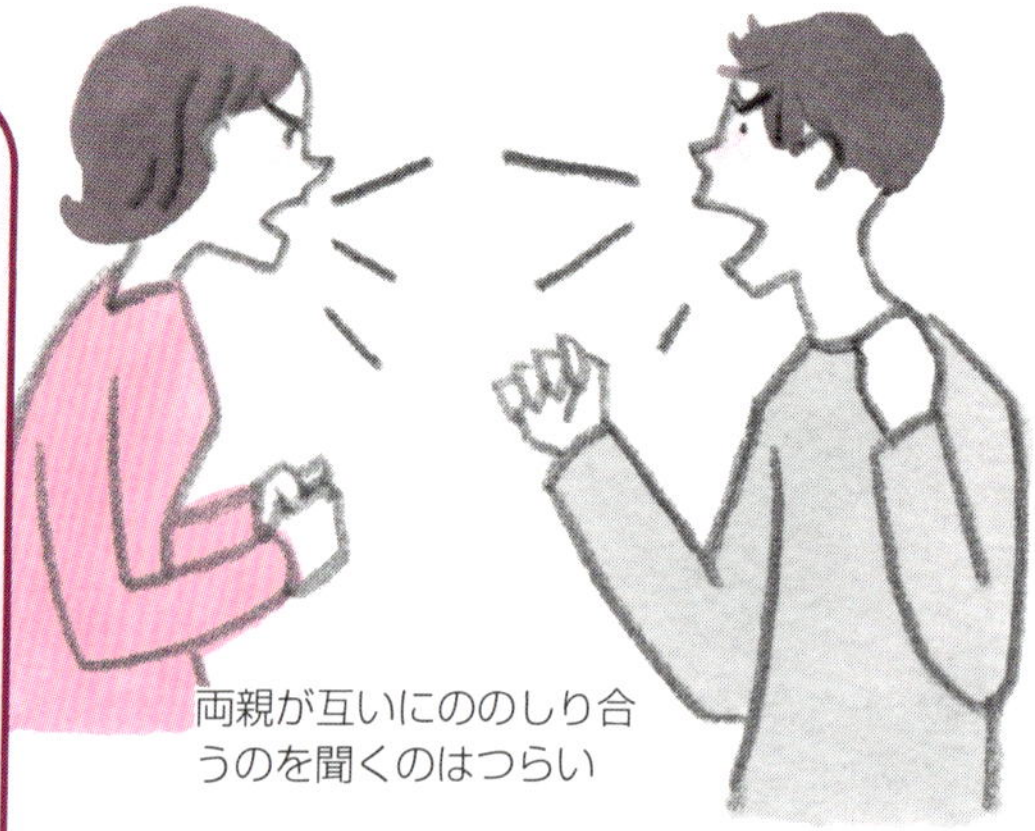

両親が互いにののしり合うのを聞くのはつらい

家庭内

虐待、性的外傷、育児放棄、親の不仲や離婚。ケンカをする両親を見て傷つき、一人でひざを抱えて孤独に耐えているというケースが多い。家庭内に安心できる居場所がない

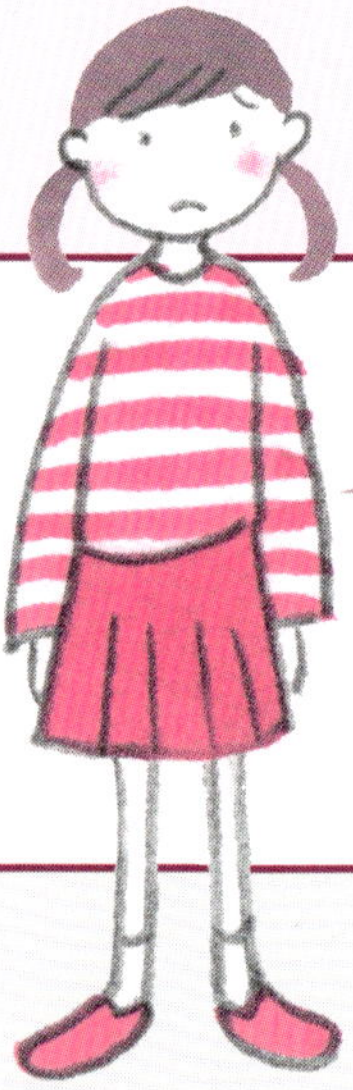

愛着外傷

親やきょうだい、友人は、自分にとって甘えられる人や理解者であり、親しみを感じる存在で、愛着関係がある。愛着関係があるべき人たちから虐待やいじめを受けることを愛着外傷という。愛着外傷を受けた人は、苦痛から逃れ安心感を得たくて他人と愛着関係を結ぼうとするが、人に近づくことに不安や恐怖も感じ、愛着の欲求を満たせない

家庭外

性的外傷やいじめが要因となり、居場所を失う。とくに性的外傷体験は、なによりも重要な要因。家庭内でも家庭外でも、性的外傷を経験した人には、高頻度に交代人格がみられる。いじめは、解離性障害の要因としては強くない

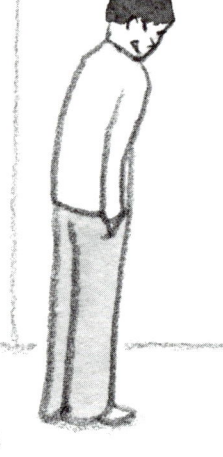

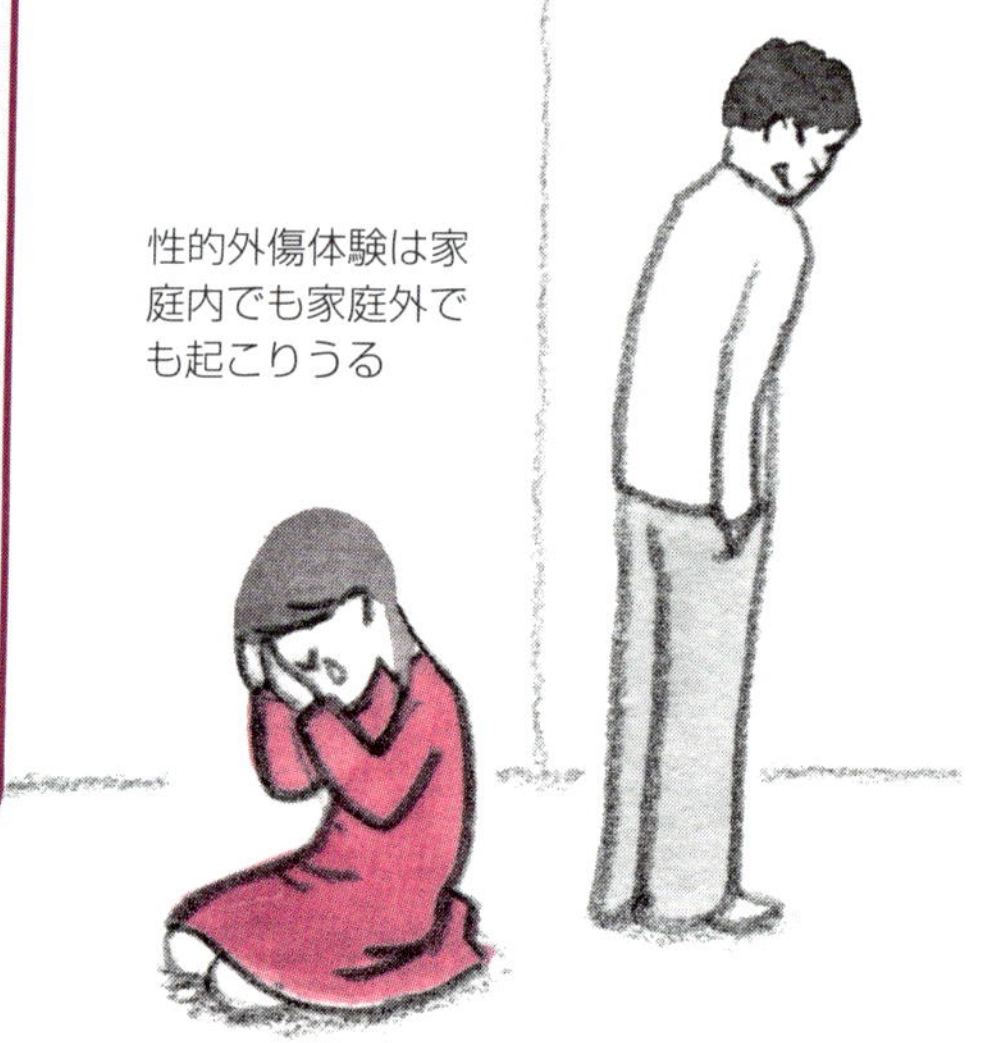

性的外傷体験は家庭内でも家庭外でも起こりうる

愛着外傷

本来、守ってくれるはずの人が自分を傷つけ、落ち着けるはずの場所で放置され、逃げることもできない……。解離性障害の発症には、安心できる居場所が失われたことが大きく影響しているのです。

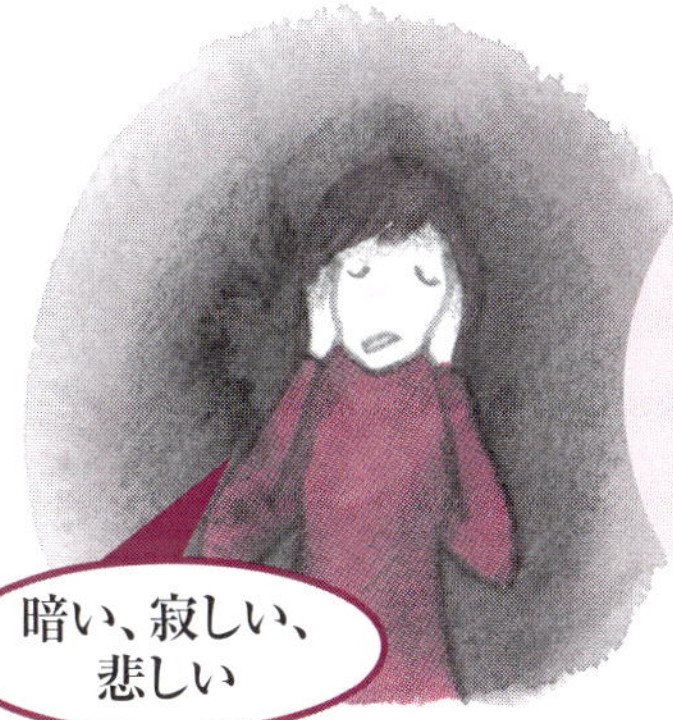
暗い、寂しい、
悲しい

痛めつけられ、泣いている

犠牲者

耐えがたい外傷体験の記憶を一人で担い、他の人格の身代わりになって、つらいできごとをすべて引き受ける存在

暗闇に閉じこもっている

一人で暗い世界に閉じこもり、表に出てこない。交代人格がつくられはじめる

こころを切り離した結果、自己が二つに分離してしまう

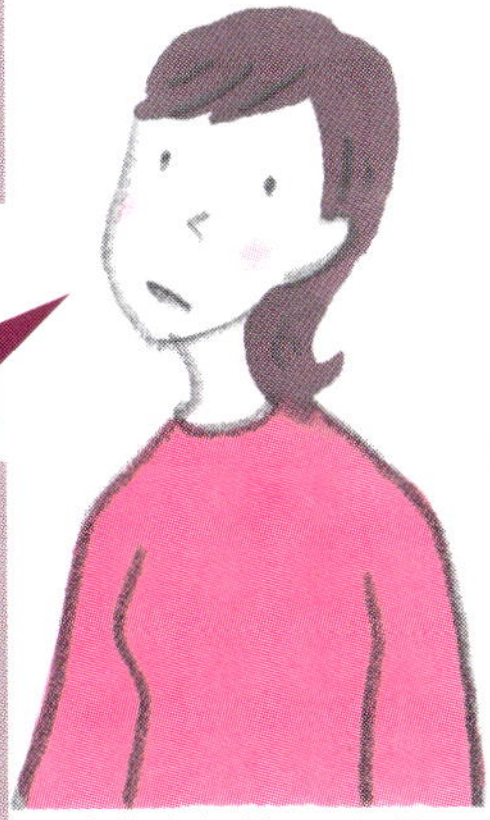
生き延び
なくては

冷静さを保っている

生存者

外傷を受けているときには体外離脱をして苦痛から逃れ、犠牲者を切り離してしまう存在

犠牲者を切り捨てても

生き残るためには、必要なら「犠牲者」を切り捨てることもある

外傷体験を癒してくれる場がなかった

なんらかの外傷体験があったからといって、かならずしも解離性障害を起こすとは限りません。より重要なのは、傷を癒せる場所があるかどうかです。

外傷体験があっても、本人が安心して傷を癒せる場所が存在していれば深刻な事態を避けられたかもしれません。しかし、外傷体験の多くを、家や学校など本来、安心できる場所で受けており、その結果、居場所を失い、傷が癒されないままになっているのです。

現代はバーチャル社会

現代社会は科学技術が進歩し、バーチャル・リアリティによって映像をはじめ、知覚もよりリアルで、現実との境界線があいまいになっています。こうした状況は、地に足がついている感覚を薄れさせ、心身の不安定さ、実感のなさを増幅させているといえます。

気質的要因

他人に合わせすぎて、自分を見失う

解離性障害の人には、他者に対し、つねに自分を合わせようとする傾向があります。いわゆる「KY」とは真逆で、空気を読み、人の顔色を見て自分の言動を合わせるのです。

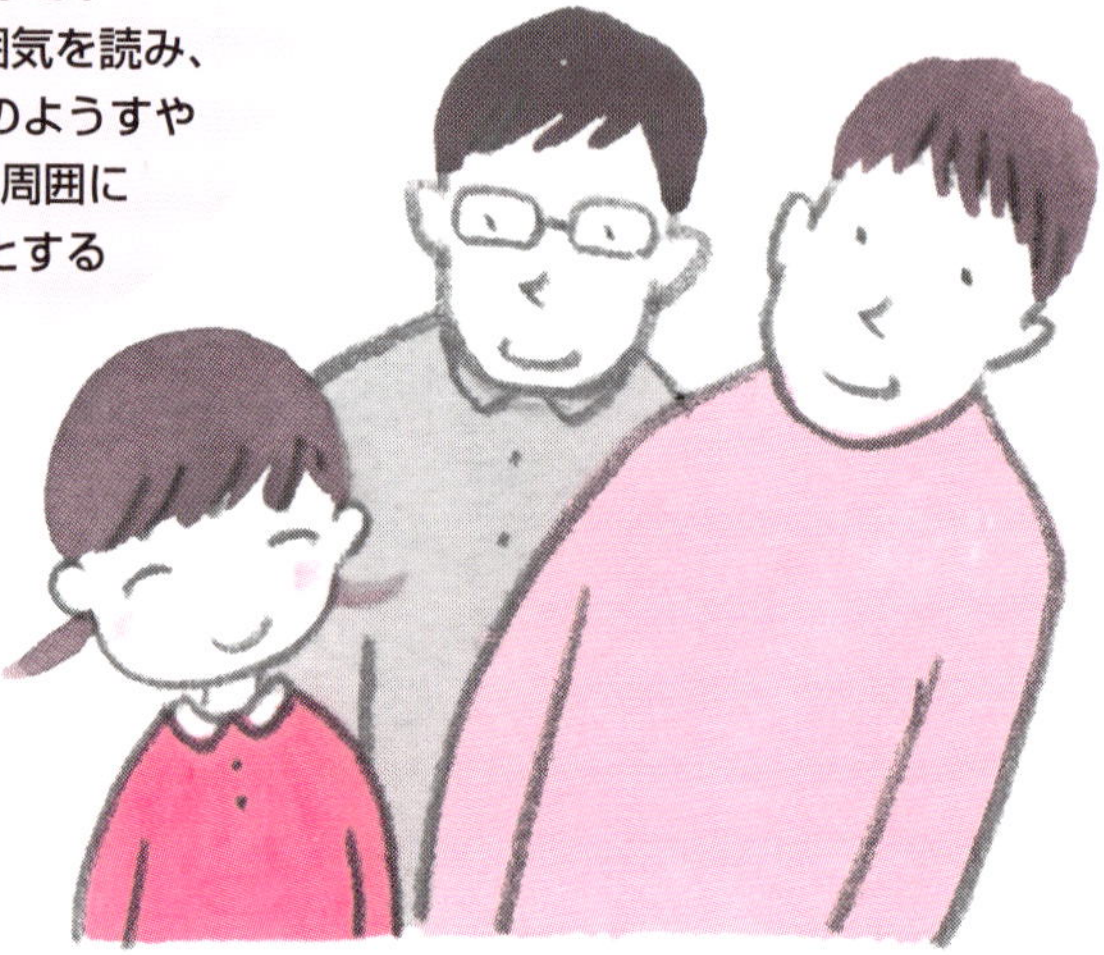

人に合わせる

人の顔色を見て、怒らせたり、嫌われたりしないようにしている。意見や反論はけっして言わない。あくまで目の前の相手が自分に対してどのような感情をもっているかにのみ注意し、ふさわしい言動をとる

空気を読む

どんな発言や態度が自分に望まれているのかを察知して、その通りにする。家では家族の雰囲気を読み、学校では教室内のようすや空気を読んで周囲に合わせようとする

過剰同調性

自分の本音や感情はいっさい見せず、相手に合わせた発言や行動をします。親や周囲の人からは「いい子」と言われてきました。

大人が子どもになにを期待しているのかがわかった。「いい子だね」と思われたくて、無理に笑顔を見せたり、生意気なことを言わないようにしていた

幼い頃から「いい子」だった

解離のある人には、「いつも相手に合わせようとしていた」という人が多くみられます。「過剰同調性」といいます。

背景には「相手を怒らせたくない」「相手に嫌われるのではないか」といった他者に対する不信や不安、おびえがあるといえます。虐待やいじめを受けた場合は、特に顕著になります。抵抗や反撃することができず、ひたすら相手に合わせるしかないのです。

そうした行動は本心ではなく、自分が望んでいることでもありません。「自分がどういう存在か、わからない」といった感覚を抱え込んでしまうのです。

人格が分離してしまう

相手に合わせすぎるのは、自我が形成される思春期になるにしたがい、人格の分離を促します。共感や信頼に基づくものではなく、無理をしているからです。

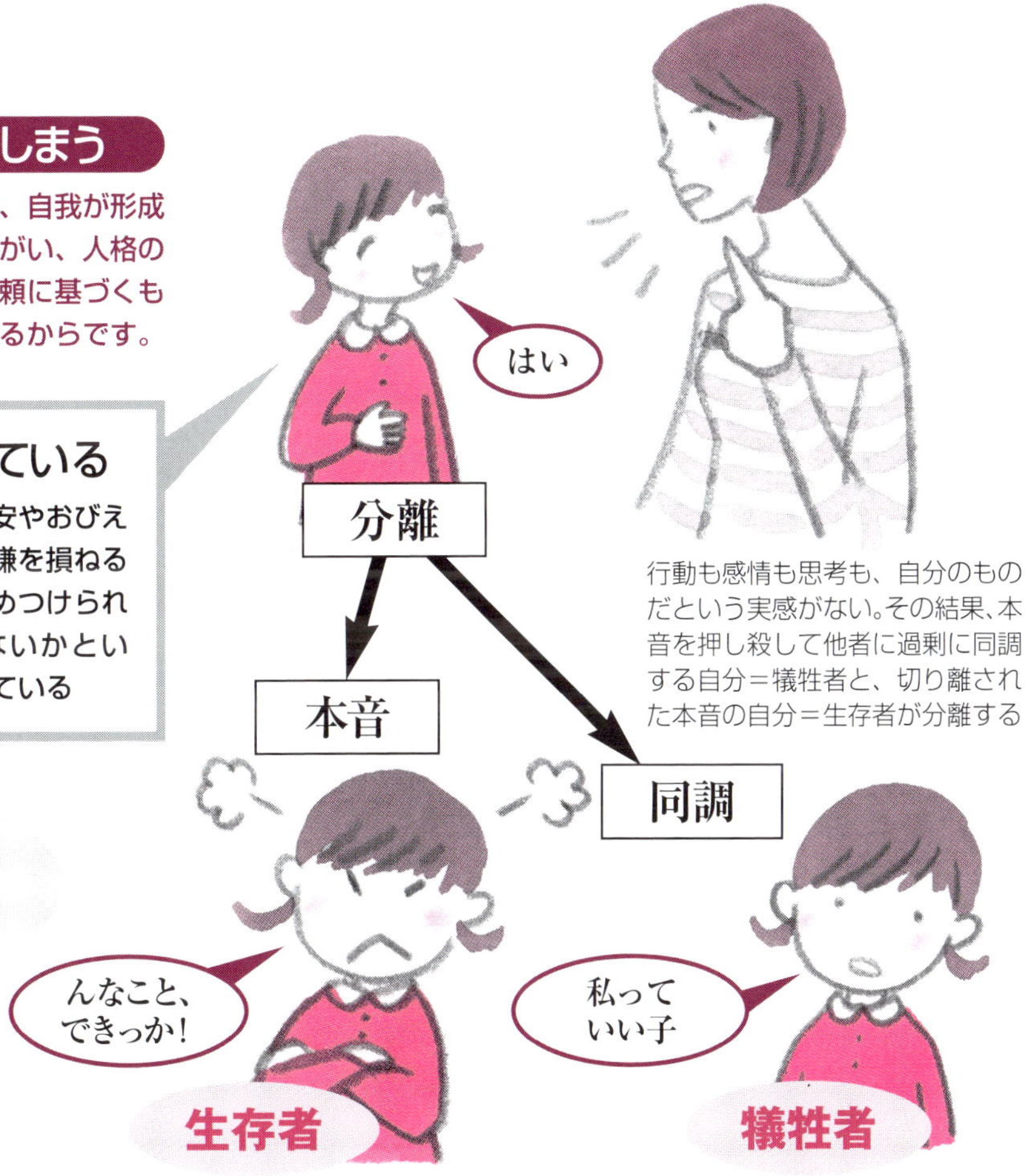

はい
分離
本音
同調
んなこと、できっか!
私っていい子
生存者
犠牲者

不安を抱えている

他者に対する不安やおびえがある。相手の機嫌を損ねると、怒られたり痛めつけられたりするのではないかという、不信感をもっている

性的虐待や暴力、いじめを受けた経験があることが多い

行動も感情も思考も、自分のものだという実感がない。その結果、本音を押し殺して他者に過剰に同調する自分＝犠牲者と、切り離された本音の自分＝生存者が分離する

本人の記憶

精いっぱい子どもらしくした

本当の私は、人見知りをする子どもでした。でも、両親の前ではそれを隠していました。お客さんが来たときは、相手が喜ぶような子どもらしい仕草をしたり、わざと元気にハキハキと受け答えをしたりしていました。

父のお客さんが喜んでくれるので、おじさんのひざにのったりもしました。あまり好きではありませんでしたが、父が喜ぶのを見ると、自分もうれしいかなと思ったのでそうしていました。

本人の記憶

怒られるのがこわい

私の両親はとても厳しくて、こわい人たちです。口答えしたり、言いつけを守らなかったりすると、ものすごく怒ります。だからいつも気をつかっていました。自分の本音は絶対に言わないようにして、親の機嫌がいいか悪いか、顔色を見てばかりいました。

親と話すときは、こう言ったら怒られないだろうということだけ言いました。ただ、ときどきそんな自分を呆れて見ている、別の自分がいることも感じていました。

COLUMN

大震災のあと、がれきの中から聞こえる「霊の声」

聞こえる人にとっては幻聴でなく現実

二〇一一年三月一一日の東日本大震災のあと、復旧作業にあたる人たちから、海上に人影を見た、がれきの中から声がするといった話が出るようになりました。

震災によって深い心的外傷を受けた多くの人たちのなかには、想像力の豊かな人もいたでしょう。「解離」まではいかなくても、近い症状を呈しても不思議ではありません。

人間にとって、心的外傷と「霊」体験がいかに密接に関係しているかがわかります。

魂の存在を否定しない日本人の他界観

すべてを幻聴、幻覚といえるかどうかは別にして、こうした話題が出てくるところに、日本人の他界観があります。あの世はこの世とさほど遠くないところにあり、あの世に行けず迷っている死者の魂は、この世にいる人が供養することで救われると信じている人は多いでしょう。

迷っている魂は、犠牲となった魂であるとともに、解離に置き換えてみると、自分の中にある犠牲者のこころです。つらい体験をして、ふるえている過去の自分。その犠牲者を弔い、供養することで、本人も救われるのです。

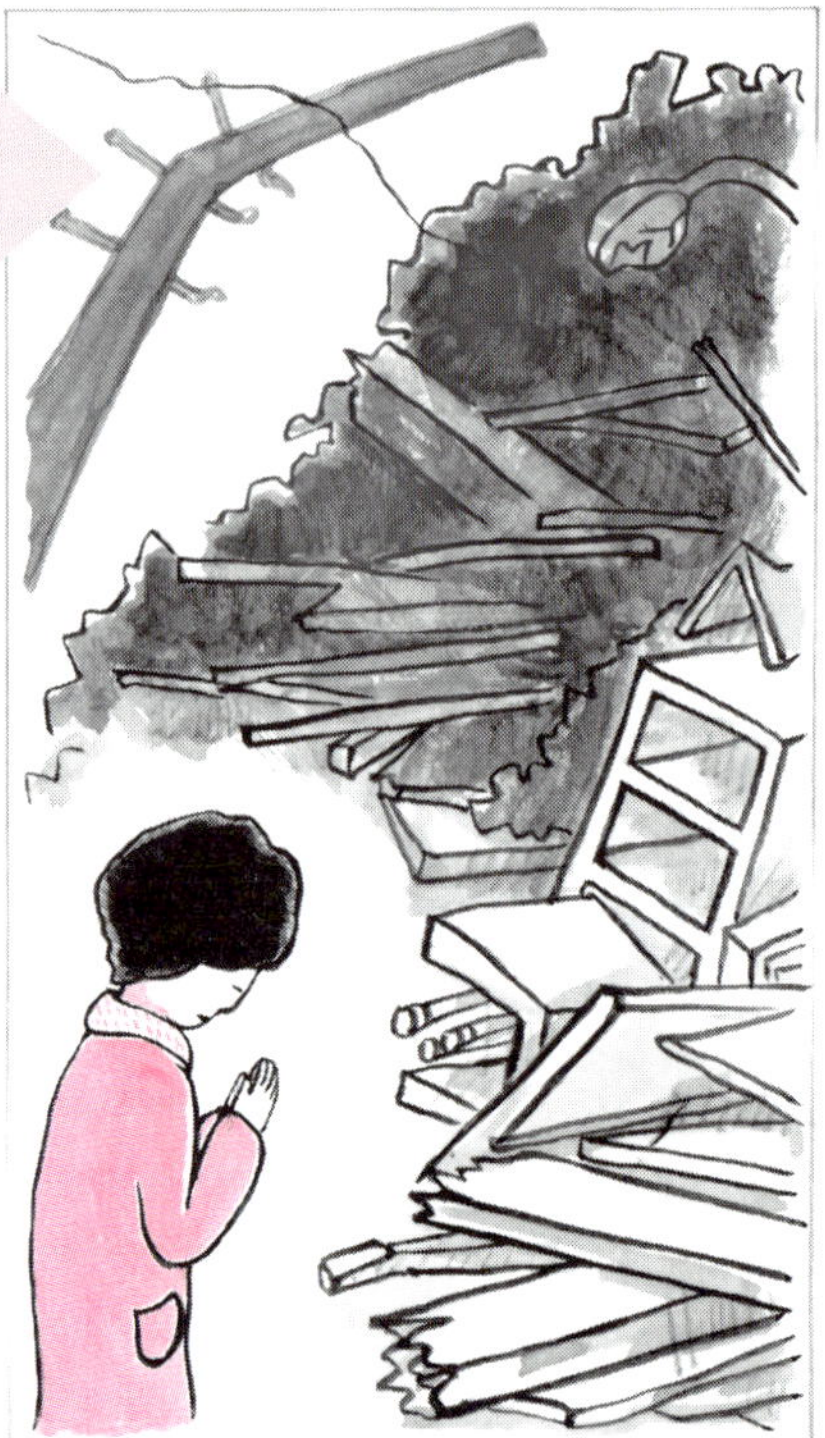

迷っている霊は、今生きている私たちが供養し祀（まつ）れば、守護霊や守護神になってくれる

4

解離症状がある こころの病気は多い

一般的に解離の症状が知られていないため、
別の病気に間違えられることが多くあります。
また、別の病気が解離の症状をあわせもっていることもあります。
解離症状を治療しないと、もうひとつの病気もすっきり治りません。
なにより、患者さんに自覚症状をよく聞くことが大切です。

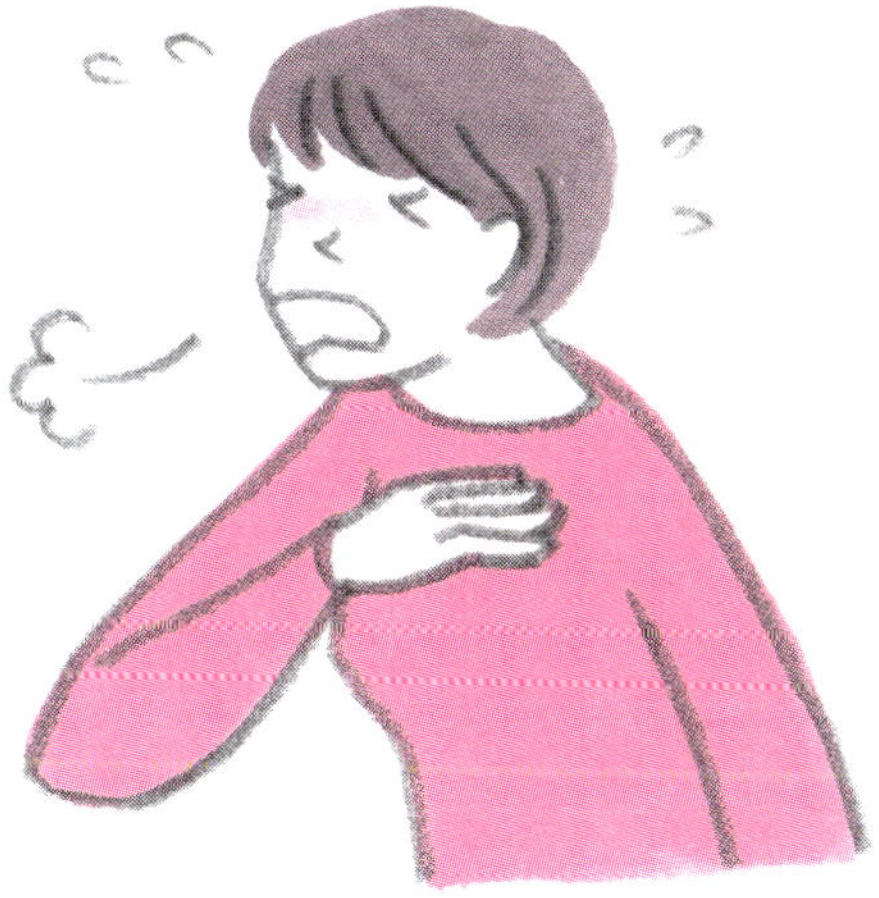

診断

ていねいな問診で、解離があるとわかる

解離性障害は診断がむずかしい病気です。専門的に扱っている医療機関が少ないことに加え、別の精神疾患と症状が似ていることが関係しています。的確な診断には、細かく症状を聞くことが必要です。

自分から言わないことが多く、診断は困難

解離性障害は診断がむずかしいとされています。

その理由は、症状のまぎらわしさです。幻視や幻聴などの幻覚、気分の変化などの症状は、うつ病や統合失調症、パーソナリティ障害といった別の病気と似ているものが多いためです。

また、診断をむずかしくしている大きな要因に、解離の症状があるにもかかわらず、医師に話していないことがあります。

本人にしてみれば、「医師に聞かれなかったから」という理由なのですが、聞かれていないところに診断のカギをにぎる重要な症状があるのです。

解離性障害の分類

解離性障害を分類すると、下記のようになります。なかでも解離性同一性障害が注目されがちですが、こうした典型例はそれほど多くありません。あまり注目されていませんが、実際にもっとも多いのは特定不能のタイプです。

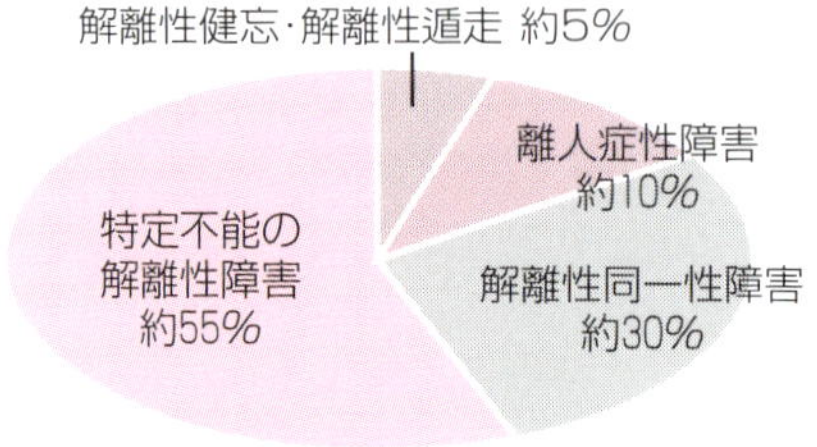

解離性健忘・解離性遁走 約5%
離人症性障害 約10%
解離性同一性障害 約30%
特定不能の解離性障害 約55%

約8割強が女性で20代後半～30代。
おおよその患者分類（柴山）

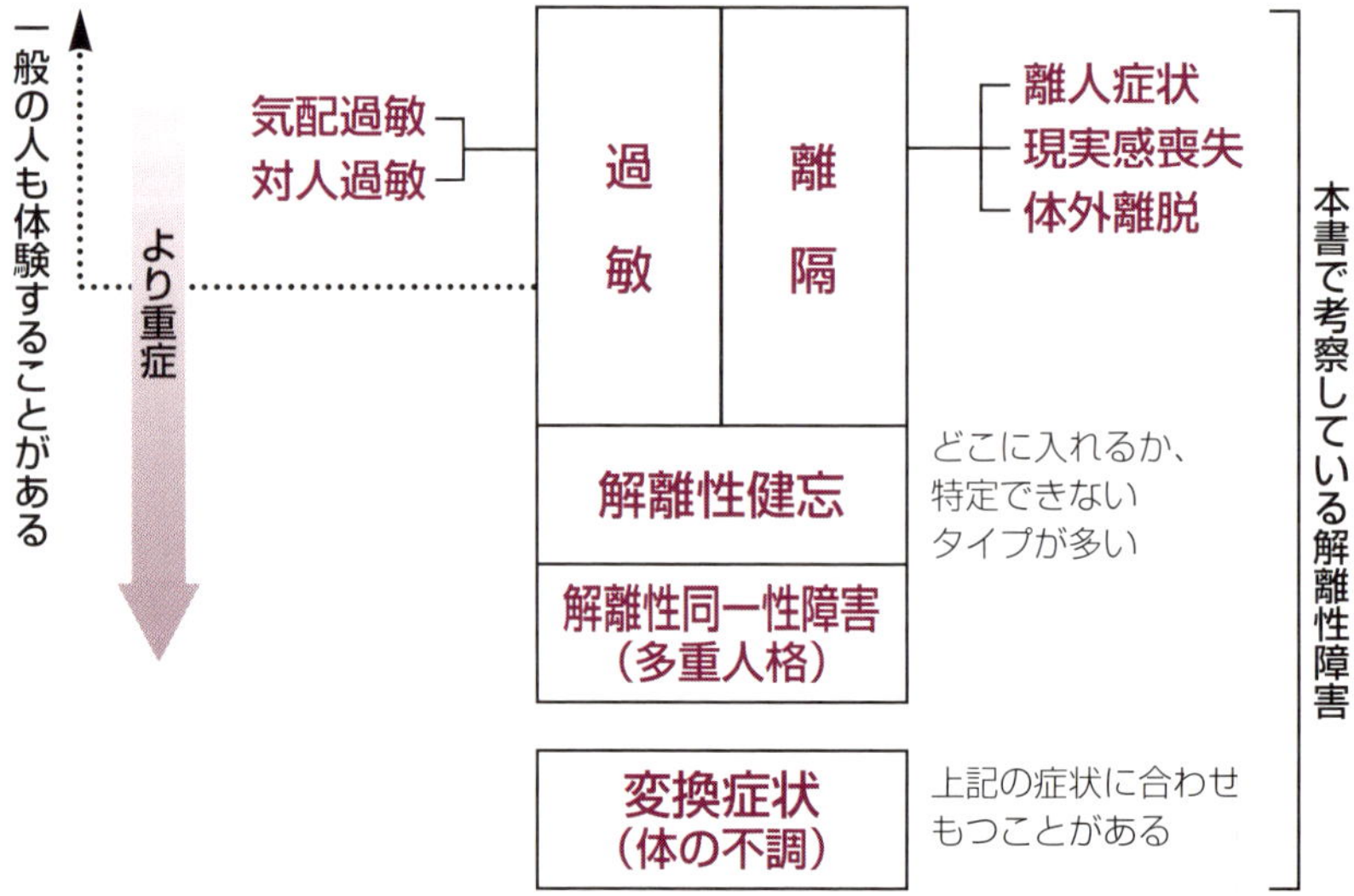

一般の人も体験することがある
より重症
気配過敏
対人過敏
過敏
離隔
離人症状
現実感喪失
体外離脱
解離性健忘
どこに入れるか、特定できないタイプが多い
解離性同一性障害（多重人格）
変換症状（体の不調）
上記の症状に合わせもつことがある
本書で考察している解離性障害

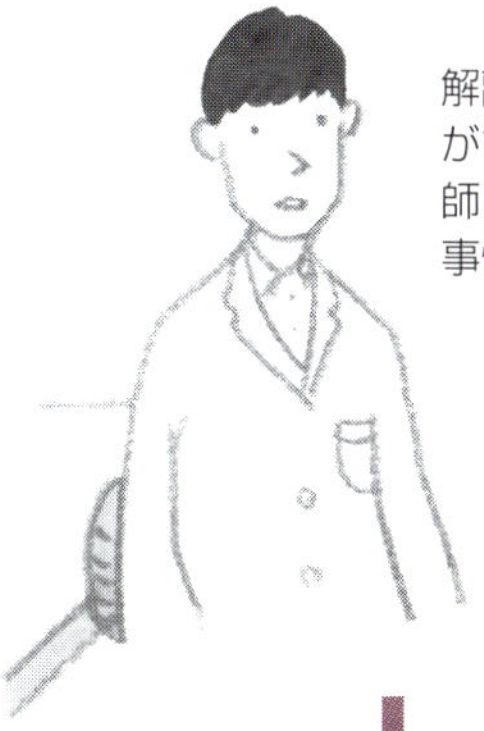

解離が見逃されがちなのは、医師にも患者にも事情がある

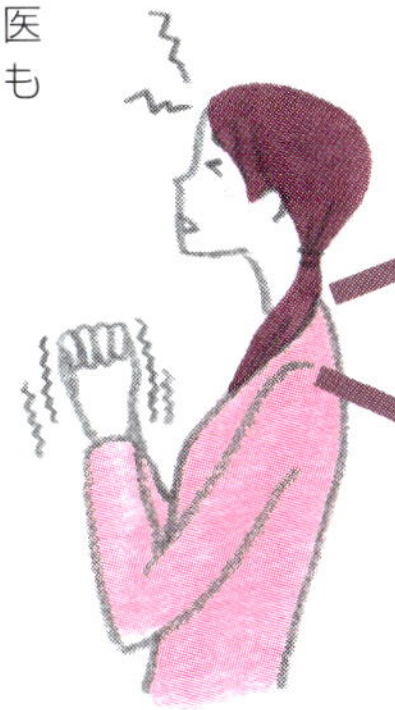

多くの問診では

解離性障害を疑った問診がされることが少なく、患者さんも自らすすんで話さないため、見過ごされがちです。

自分から話さない

症状を不思議な体験だと思っており、子どもの頃、親に話して口止めされたり、友だちにからかわれたりしたため、他人に話さないようにしている

症状を訴える

医師に聞かれて答えるのは、体調や体に現れる症状、気分や精神状態が中心

こころの症状

主な訴えは幻覚など

離人症状、気分の落ち込み、気分の変動に加え、人影が見えたり、誰かの声が聞こえるなどの幻覚症状を訴えることが多い。自傷行為や自殺企図をくり返すこともある

体の症状

検査をおこなう

頭痛や吐き気、不眠、めまい、過呼吸などの症状を訴えることが多く、他の病気と鑑別するために頭部のCT検査や脳波、血液の生化学検査がおこなわれる

解離を念頭においてない

解離性障害の可能性をもって問診をしていないことが多く、解離の症状をみつけられない

診断

似た症状の病気

解離性障害とよく似た症状がある病気は多い。見きわめるには、解離性障害を専門的に診ている医師の診断を受けることがすすめられる

- 統合失調症
- うつ病
- 境界性パーソナリティ障害
- 摂食障害
- PTSD
- 不安障害
- 物質依存（薬物など）

薬物療法

うつ病や統合失調症などの治療薬を処方される。薬物療法はあくまで副であり、精神療法が治療の主だが……

治らない

難治性とされるうつ病や統合失調症、パーソナリティ障害などのなかには解離性障害が含まれていることもある

統合失調症

症状が似ているので誤診されやすい

解離性障害は統合失調症と誤診されることがあります。症状がよく似ているためです。しかし、解離性障害にくわしい医師が厳密に比較すれば、統合失調症との鑑別は可能です。

一度診断されたら、まず、見直しはない

幻聴や幻視などの幻覚、思考の障害などは、解離性障害にも統合失調症にもみられます。しかし、妄想や知覚異常があっても、それを事実だと思い込むことは解離性障害ではみられません。

相違点をくわしく検討することが必要なのですが、解離性障害を専門的に診ている医師でなければむずかしいでしょう。

また、ひとたび統合失調症と診断されたら、医療機関や医師が替わっても、診断が見直されることはほとんどないのが実情です。

統合失調症の症状

症状が似ているので、統合失調症だと診断されることも、よくあります。

- 体になんらかの影響を外部から及ぼされる
- 妄想
- 思考の障害
  - 自分の思考がうばわれる
  - 別の思考が吹き入れられる
  - 自分の思考が伝わってしまう
- 幻聴
  - 対話性幻聴
  - 行動を解説する声
  - 思考の内容が声になる
- させられ体験

解離性障害にはない

統合失調症では実際にそうだと思い込み、確信しているが、解離性障害ではあくまで「そんな気がする」だけ。本当はそうではないと一応理解している

統合失調症と診断

右記のような症状があれば統合失調症と診断されるケースが多い

薬物療法が始まる

抗精神病薬による治療が始まる。解離性障害でも抗精神病薬を用いるが、処方される量は少ない。統合失調症では大量に用いられてしまうことも

解離で多い幻覚

解離性障害では、目の前を影が横切るとか、人影が見えるなどの幻視が多くあります。

幻聴では「死ね」とか「ダメなやつ」など迫害的な声が聞こえます。自分を呼ぶ声が聞こえることもあります。

症状の比較

症状を比較してみると、確かに似ていますが、相違点も明らかになります。

統＝統合失調症
解＝解離性障害

幻聴

統 自分の思っていること、感じていることをずばり言われるので驚く

思考がもれている
自分に関係した声が聞こえる。声の主はまったくわからないが、自分の思考が筒抜けになっていると感じる

解 頭の中から「死ね」「手首を切れ」などの声がしたり、耳もとで誰かが話しかけてくる。頭の中でザワザワと人の声がすることもある

頭の中の声
自分の背後から自分を呼ぶ声が聞こえることもある。振り返って確認することもあるが、誰もいないと納得する

誰の声かわかる
交代人格が関係している場合、誰の声かわかる。幻聴から発展して妄想的にはならない

させられ性

統 自分の行動や意思、感情を誰かに先取りされ、あやつられていると強く訴える

他者に
自分をあやつっている誰かは、把握することができない。自分はその誰かの傀儡《かいらい》で逆らえないと思っている

解 誰かが自分に憑《ひょう》依《い》するような感じ。自分の意思とは違うことをしていると感じる

見ている
誰かが自分をあやつっているが、それを自分が背後で見ているような意識がある

思考

統 自分の考えが誰かに盗まれたり、誰かの考えを勝手に吹き込まれたり、自分の考えていることが周囲の人に筒抜けになっていると訴える

確信する
思考を盗まれたり、あやつられていたりすると信じ込んでおり、事実だと確信している。被害妄想に発展することも

解 他人の考えが自分の頭に入ってくることがあるとか、自分の考えが周りに知られていると感じることがある

感じる、だけ
おびえや不安が強く、誰かに監視されているかもしれないと思うこともあるが、あくまで、そう感じるだけ

幻視

統 ほとんどない

解 目の前を影が横切る、人影が見えるなどが多い。誰かがいると確信しているわけではない

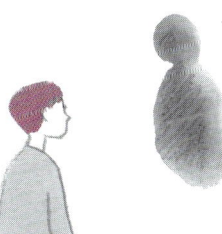

うつ病

概念が広がり、解離が含まれている

うつ病もまた解離性障害とよく誤診される病気です。やはり、解離性障害と似ている症状があるためですが、うつ病の範囲が広くなったことも診断に影響を及ぼしています。

慢性うつ病と診断され、治らない

解離性障害のなかには、うつ病と診断され、何年も治療を続けていても回復せず、「慢性」とされていることがあります。

解離性障害にうつ病と似た症状があることに加え、うつ病を含む気分障害の範囲が広くなったことも関係しています。

解離性障害は、神経症に含まれる病気でした。ところが近年、神経症という分類がなくなったのです。一方、うつ病は、以前の「神経症性うつ病」など、神経症性疾患との境界があいまいになりました。その結果、典型的ではない「うつ病」が増え、薬物治療の効果がない人も増えているのです。

似た症状

解離性障害には確かにうつ病とよく似た症状が複数あります。しかし、背景はまったく異なっています。

- 不安
- 自責の念
- 絶望感
- 悲哀
- 抑うつ
- 希死念慮
- 意欲低下

うつ病と診断される
▼
薬物療法が始まる

抗うつ薬で治療をしても、ぐずぐずと長引いて回復の兆しがないことも

だるさを訴えることも

力が抜けて歩けない、体を動かすのがつらい、ひどくだるいと訴える。うつ病の症状と似ているが、解離性障害では、ほかにもさまざまな体の不調がある

自殺や自傷の動機が違う

解離性障害では、「手首を切れ」「死んでしまえ」といった幻聴にそそのかされることが多い。あとで記憶が抜けていることが多い。うつ病では記憶は保たれている

うつ症状

うつ症状が現れる病気には右記のようなものがあります。それぞれの病態には重なりや連続性があり、明確に病気を分けるのがむずかしいという特徴があります。

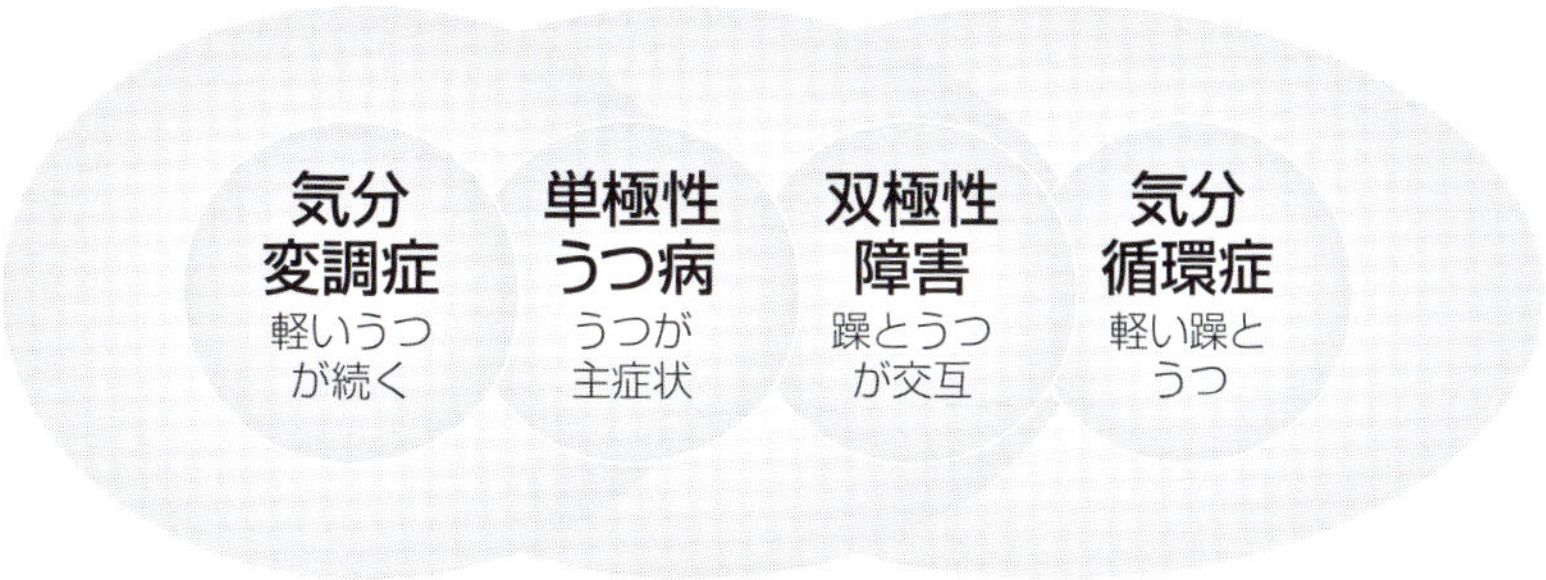

気分変調症
軽いうつが続く
単極性うつ病
うつが主症状
双極性障害
躁とうつが交互
気分循環症
軽い躁とうつ

神経症性うつ病

現在では、「神経症性うつ病」という分類はなくなりました。原因ごとに分類されているものの、うつ病との境界がはっきりせず、うつ病のなかに含まれてしまっていることもあります。

心因性

精神的ストレスや不安、葛藤など、心理的・環境的要因で起こるもの。生活環境や性格によって経過が異なる

内因性

生まれつきの体質やその病気になりやすいといった、内部、つまり脳に原因があって起こると考えられているもの。ただし、解明されていない

うつ病

心因性も内因性も、うつ病と診断される可能性がある

以前は……

神経症性うつ病

診断ガイドラインの『ICD-9』にはあったが、現在はない。気分変調症と共通点が多く、そちらに含めるようになった

解離も神経症の一つ

解離性障害は「不安神経症」「強迫神経症」などと同様に神経症の一つとされていた。うつ病に似た症状があっても、それは神経症的な葛藤によるもの。抗うつ薬などの薬物療法だけでは治らないのはこのため

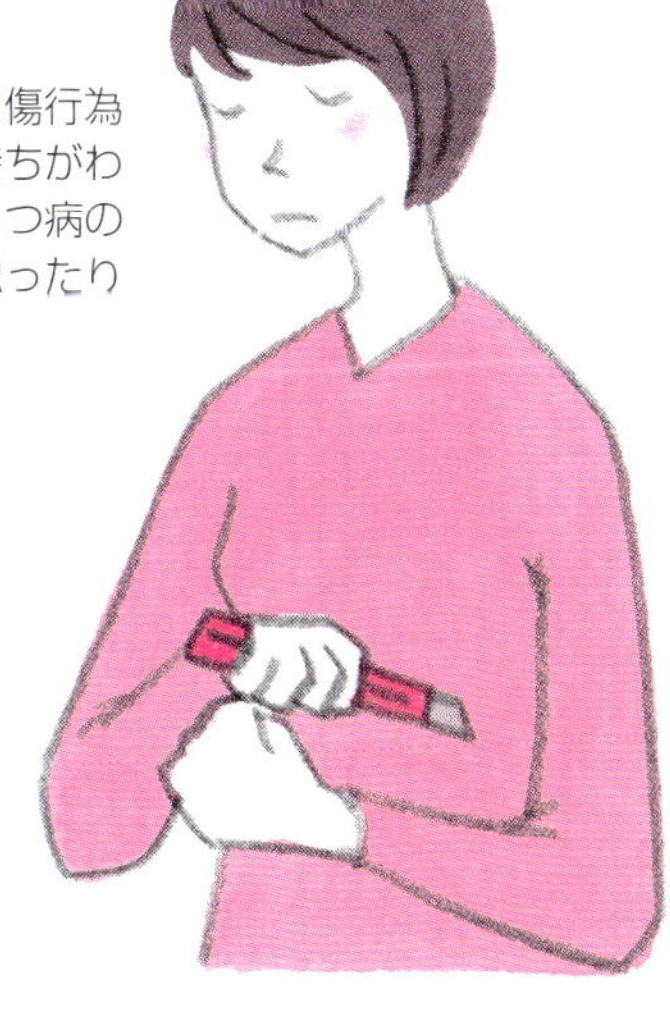

周囲には自傷行為をする気持ちがわからず、うつ病のためだと思ったりもする

境界性パーソナリティ障害

解離性障害とあまり区別されていない

解離性障害に「境界性パーソナリティ障害」を併存していると診断されることもあります。たしかに、併存する例もありますが、二つの病気は別のもの。特徴の違いをよく見なくてはなりません。

ほぼイコールと思われがちだが

解離性障害の患者さんは、しばしば境界性パーソナリティ障害と診断されます。しかし、過剰に境界性パーソナリティ障害と診断されている印象があります。そのことはあまり、治療には結びつかないといえるでしょう。

境界性パーソナリティ障害には、さまざまな特徴があり、解離と共通する部分もあります。そうしたところに目がいきがちですが、解離と境界性パーソナリティ障害との違いにも、注目しなくてはならないでしょう。

解離性障害はパーソナリティが障害されているわけではありません。二つは別の病気です。

ボーダーライン

ボーダーラインとは、精神病と神経症の境にある「境界例」のことでした。なかでも、激しい攻撃性や破壊的な行為、操作性をもつ境界例を境界性パーソナリティ障害と呼びます。

神経症

精神病

ボーダーライン

境界性パーソナリティ障害

- 同一性障害
- 自己を傷つける衝動性
- 自殺の行動、自傷行為のくり返し
- 顕著な気分反応性による感情不安定性（周囲の状況によって気分が大きく変わり不安定）
- 慢性的な空虚感
- 一過性のストレス関連性の妄想のような観念

解離にも共通する。ただし、多くは一過性

- 相手への評価が理想から正反対へと両極端にゆれ動く不安定で激しい対人関係
- 治療者に対する不適切で激しい怒り

解離にはない

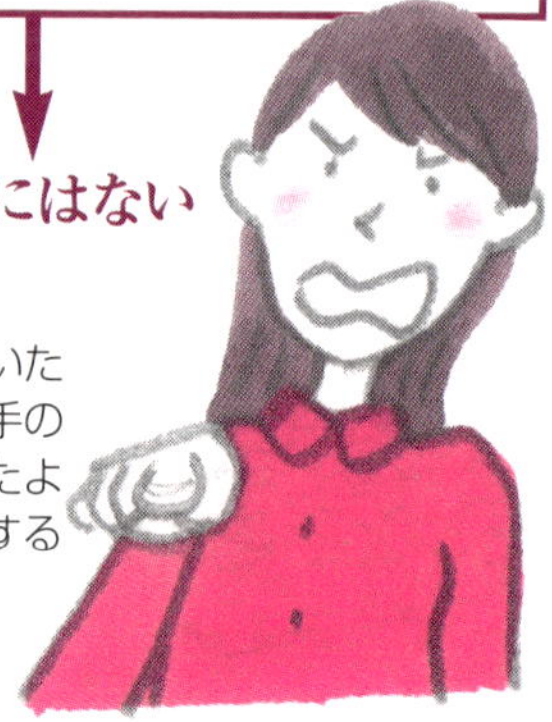

称賛していた相手を、手の平を返したように罵倒する

自傷の意味

自傷行為や自殺を図る行為は、境界性パーソナリティ障害にも解離性障害にも共通していますが、行為のもとになる心性は異なっています。

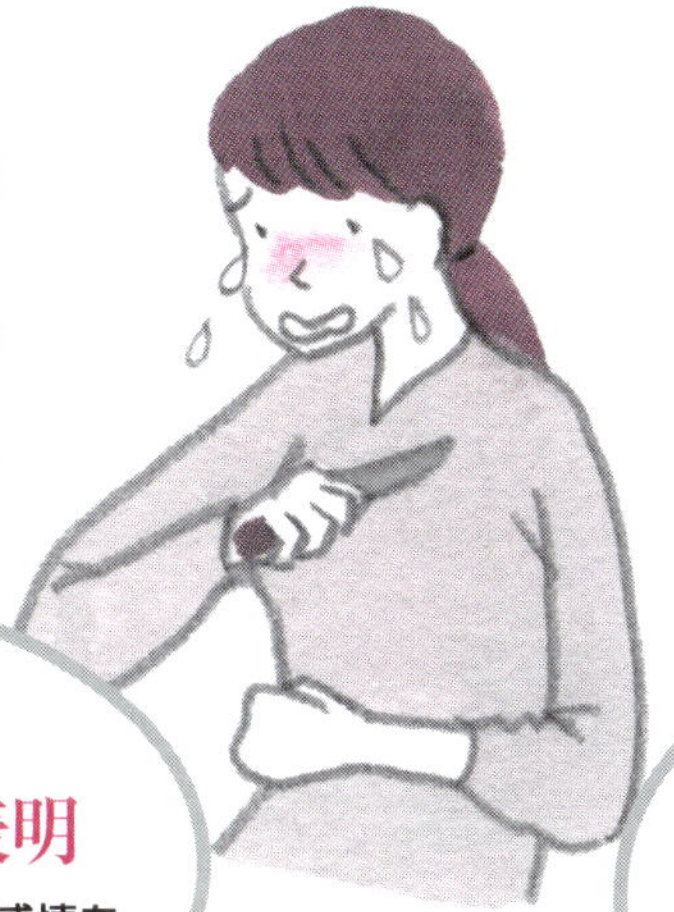

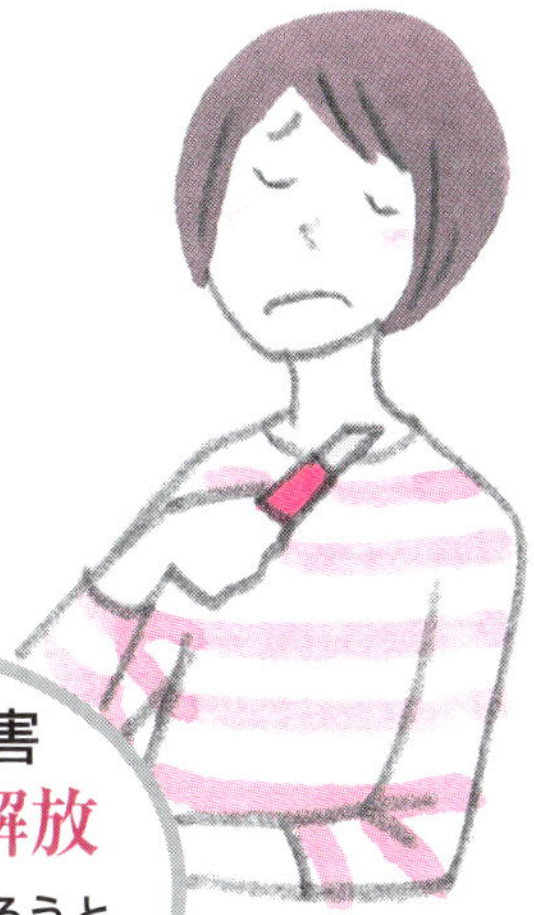

境界性パーソナリティ障害
「死ぬ」と周りに表明

強く激しい怒りや絶望などの感情を訴えるために「死ぬ」「死んでやる」と、執拗に表明する

背景にある感情

激しく攻撃的な感情の裏には、絶望感、空虚感、自責感、無力感が潜んでいる。解離性障害と違って、現実の世界にいる他者にしがみつきたい、救われたいという気持ちがある

‖

見捨てられ不安と攻撃性

‖

親への執着

自己中心的であれ権力的であれ、親がいた。それが失われたか、失われるという強い不安やおびえが根底にある。見捨てられ不安が激しい攻撃性を生み、親や周囲の人に向けられる

解離性障害
体からの解放

混乱したりもうろうとした状態のまま自傷行為に至る

二つの意味がある

空想の世界に遊離する傾向がある。重く苦しい現実から逃れたい、こころを肉体の鎖から切り離したいという願望。一方で、空想が苦痛に満ちた悪夢の場合は、痛みによって現実に戻るため

‖

現実からの浮遊

‖

親との関係が希薄

現実において安心できる居場所がない。自分を守ってくれる親のイメージも希薄で、現実の世界で他者との関係にしがみつくことはなく、孤独のなかをさまよっている

不安障害など
パニック障害や強迫性障害と似ている

解離性障害には不安障害の症状と似ているものもあります。他人から見ても比較的わかりやすい、目立つ症状なので、不安障害と誤診されるケースがあるようです。

典型的な不安障害とは少し違う

不安障害もまた誤診されやすい病気の一つです。

解離性障害の人はつねに不安やおびえを抱えています。そのような点は似ているのですが、不安障害ほど強く、典型的な症状が現れることがありません。

不安障害では、不安や恐怖が主な症状ですが、それに不安や恐怖を排除しようとする行動がみられることがあります。

一方、解離性障害の人は、自己がしっかりまとまっておらず、分離したり、切り離されたりします。解離性障害の多彩な症状を、不安障害の症状として説明することは困難です。

根底には不安がある

解離性障害も不安障害も、根底には不安があります。ただ、不安の強さと対象が違うのですが、見分けるのは簡単なことではありません。

体に感じる症状

原因不明の動悸《どうき》

呼吸困難

窒息感

胸や腹部の不快感

など

不安

気がかりで落ち着かないこと、心配なこと。どちらかというと外部ではなく、自分の内側、内的な状態を示している

不安から、じょじょに対象がわかってきて、恐怖になる

近縁のものとして、強迫性障害、心的外傷ストレス障害がある

不安障害

- パニック障害 広場恐怖
- 社交不安障害
- 恐怖症

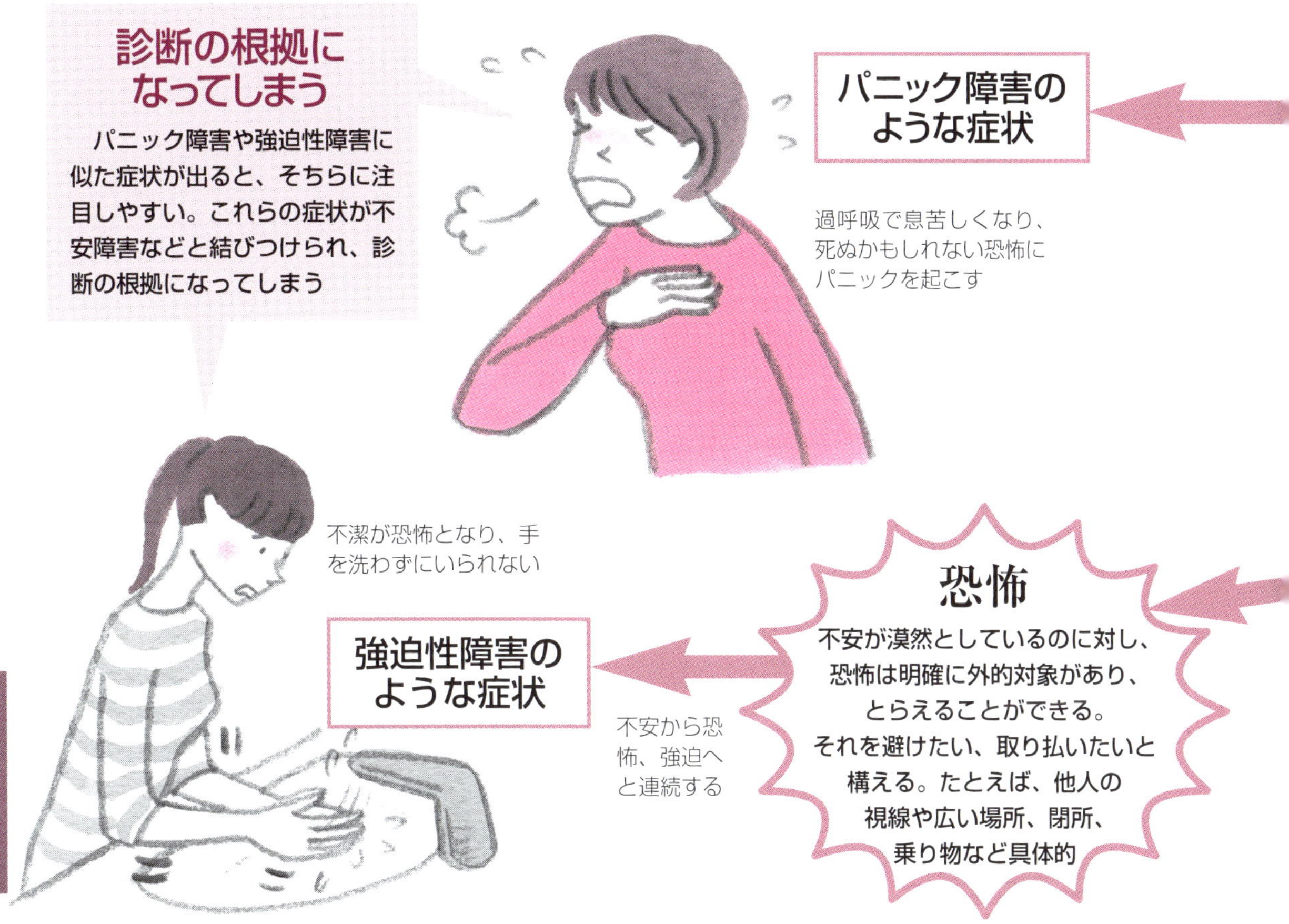

診断の根拠になってしまう
パニック障害や強迫性障害に似た症状が出ると、そちらに注目しやすい。これらの症状が不安障害などと結びつけられ、診断の根拠になってしまう
パニック障害のような症状
過呼吸で息苦しくなり、死ぬかもしれない恐怖にパニックを起こす
不潔が恐怖となり、手を洗わずにいられない
強迫性障害のような症状
不安から恐怖、強迫へと連続する
恐怖
不安が漠然としているのに対し、恐怖は明確に外的対象があり、とらえることができる。それを避けたい、取り払いたいと構える。たとえば、他人の視線や広い場所、閉所、乗り物など具体的

パニック障害

不安障害の一種で、急性のパニック発作があるのが特徴です。発作は、人ごみや電車の中などでなんの前触れもなく突然起こります。

発作は死ぬのではないかと思うほどつらく苦しいのですが、命にかかわることはありません。一度でも発作を経験すると、また起こるのではという不安が強くなります。そのため、発作が起こりそうな状況、場所などを避けるようになり、生活にさまざまな支障をきたしてきます。

強迫性障害

手洗いや確認作業、数をかぞえるなど特定の行動を病的にくり返すのが特徴です。これを「強迫行為」といい、ある「強迫観念」がわき上がってくると、その行動を自分ではどうしても止められなくなります。いったん落ち着いていてもまた強迫観念がわき上がると強迫行為をくり返し、何時間も費やしてしまうのです。

無意味なことと本人もわかっていても、止めることができず、抑うつ状態になることもあります。

発達障害

アスペルガー障害は解離の治療も検討

アスペルガー障害に解離の症状がみられることがあります。その特性を理解し、孤独な世界で育ってきた彼らの体験を、周囲がわかってあげること、そして彼ら自身が自分の体験をわかることが必要です。

一部の人には解離の症状も

アスペルガー障害は発達障害の一つで、自閉症や広汎性発達障害とともに、自閉症スペクトラム障害と呼ばれます。

知能や言葉の遅れはないのですが、周囲とのコミュニケーションがうまくとれない特性があり、社会生活で困難にあうことがしばしばあります。虐待やいじめを受けることもあり、自分がわからない、自分の居場所がない、と感じる人は多くいます。

幼少期に想像上の友だちがいたという例も多く、空想の世界に浸っていました。進学や就職で集団生活に入りうまく適応できないと、離隔や過敏、幻聴など、解離の症状を呈することがあります。

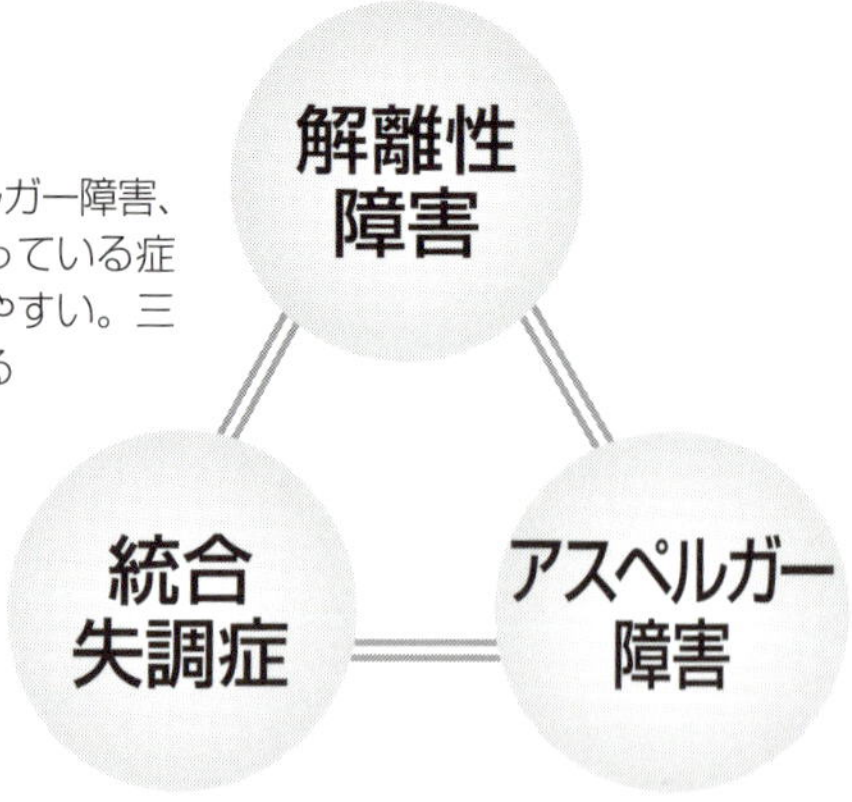

解離性障害とアスペルガー障害、統合失調症には似通っている症状があり、誤診されやすい。三つは密接な関係がある

理解されない

社会生活や他者との関係でなかなか理解されず、受け入れられにくい傾向

虐待やいじめに

親の言うことを理解できない、友だちとうまくつきあえないなどの理由で、虐待やいじめにあうことも

居場所がない

家族や友人とうまくつきあえず、家でも学校でも自分が安心できる居場所がない。解離の人と似ている

解離の症状につながる

アスペルガー障害に解離症状も

アスペルガー障害で解離の症状がみられる場合は、性的外傷や虐待、居場所のなささなどにも注意が必要です。

アスペルガー障害の特性

- 視線、表情、姿勢、身振りなど、言語以外でコミュニケーションをとることが苦手
- 仲間関係をうまくつくれない
- 楽しみ、興味、達成感を他の人と共有しようとしない
- こだわりや熱中するもの（こと）がある
- 反復的な運動をする
- 著しい言語の遅れはない

蛍光灯にじっと見入るなど、興味が限定される特性がある

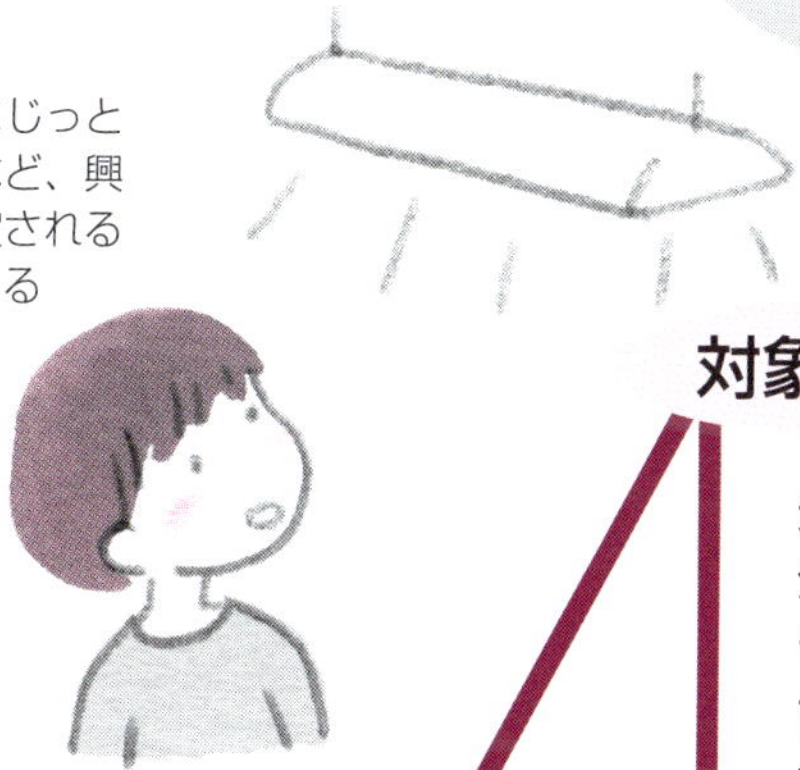

対象に没頭する

光や音、ものなど、自分の興味のあることや、自己の世界に没頭する。自己と他者が成立していない

自己があいまい

他者がわからないとともに、自己もあいまいになる。そのため、ルールに強くこだわることもある

離人症状につながる

空想の世界へ

一人きりのことが多く、空想の世界に入り込んでしまいやすい

解離の症状も抱えやすい

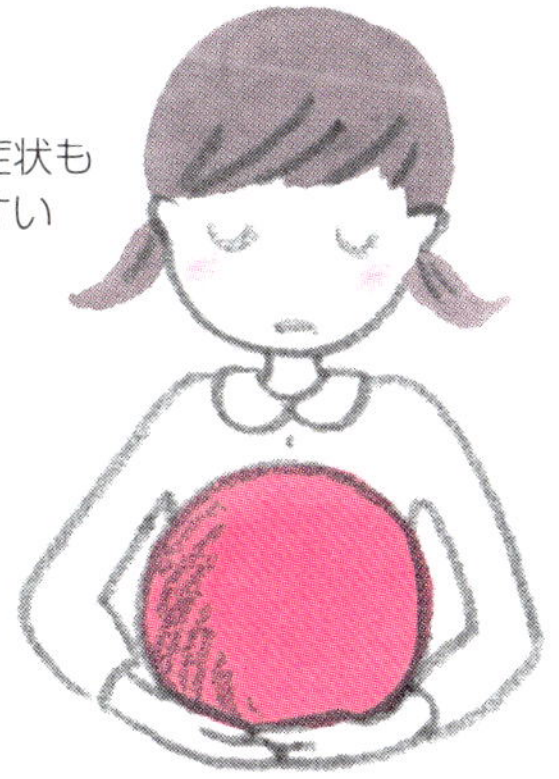

記憶があふれる

脳機能がうまく働いていないため、情報の整理が苦手で、ものごとをそのまま記憶しようとして、記憶の容量がいっぱいになりやすい

切り離す

記憶の処理能力がいっぱいいっぱいになるため、自分から切り離すしかなくなる。解離のメカニズムによく似ている（P47参照）

フラッシュバックや健忘につながる

その他

解離との関係を考えるべき病気

別の精神疾患で治療を続けても治らない場合、解離も考える必要があるでしょう。解離の症状に注目することによって、治療への糸口がみつかることがあります。

摂食障害もある例がたいへん多い

解離性障害の人には、摂食障害の症状がある人がしばしばみられます。摂食障害には「過食」と「拒食」がありますが、とくに過食では解離の傾向が強いといえます。

摂食障害に、食べている間ぼんやりしている、食べていたことを覚えていないなど、解離の症状があっても、それを疑って問診することが少なく、見過ごされている例が多いのです。

解離症状に注目し、生育歴にみられる暴力や性的虐待、いじめなどの外傷体験や居場所のなさに共感することや、安心できる居場所の確保などが、別の病気の治療につながることがあります。

他の病気との関連性

他の病気と鑑別し、診断する一方で、関連づけて治療をすべき場合もあります。

解離の治療が必要

アスペルガー障害や摂食障害のなかには解離の治療が必要なこともある。難治性の統合失調症やうつ病は解離を疑って見直す必要があることも

誤診されやすい

統合失調症をはじめ、うつ病や双極性障害、パーソナリティ障害、パニック障害や強迫性障害、心的外傷後ストレス障害など

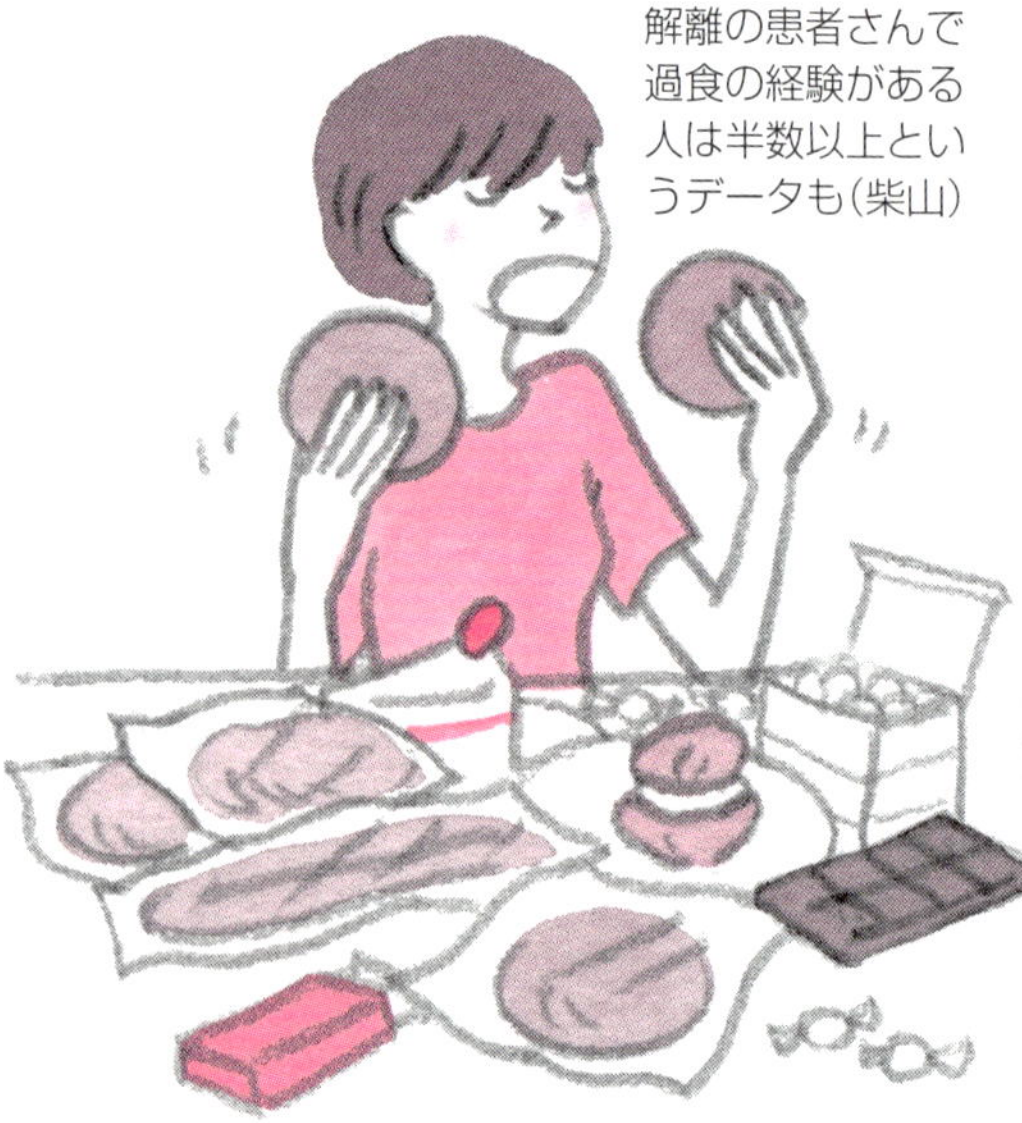

解離の患者さんで過食の経験がある人は半数以上というデータも(柴山)

気配過敏と似た症状があるのは

- 統合失調症
- ナルコレプシー
- てんかん
- 近親者との死別後
- 心身の消耗状態

5

薬物療法と精神療法で回復を目指す

解離では薬物療法を用いながら、精神療法で治療を進めます。
ただ、本書で紹介する精神療法は、精神分析や認知療法ではありません。
あえて言うなら「包み込み」療法でしょう。
包み込むのは、自分の中にある「犠牲者」。
先祖供養のような気持ちで包み込みます。過去の自分が先祖なのです。

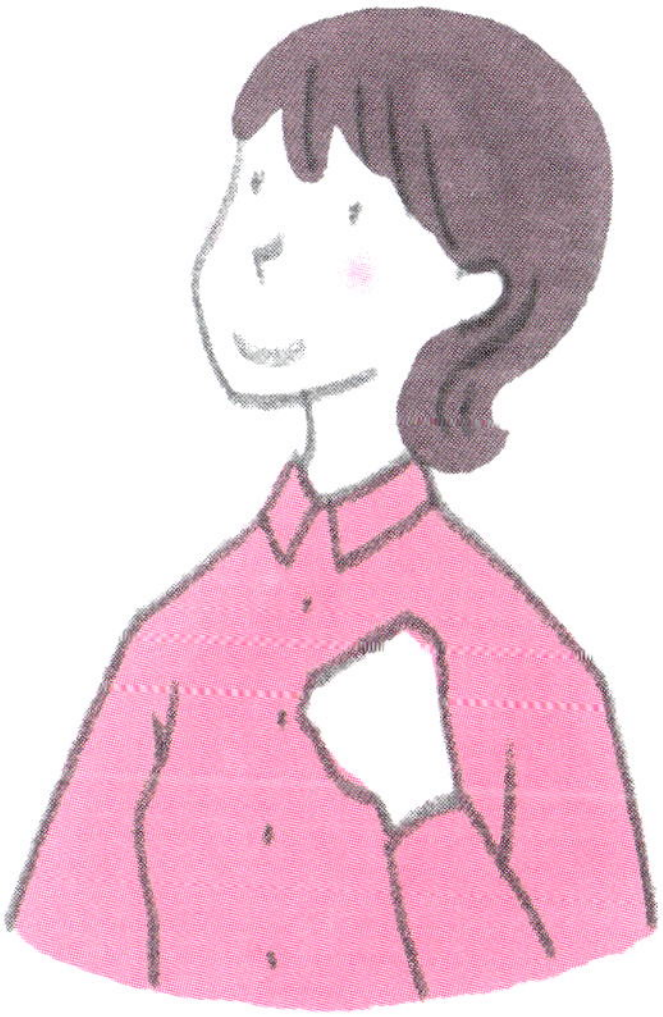

治療方針

カウンセリングと薬物療法を中心に

解離性障害には薬が効かないといわれますが、そんなことはありません。適切に用いれば、症状の改善に有効です。ただ、薬だけでは不十分で、カウンセリングと組み合わせることが必要です。

治療における重要点

もっとも大切なのは、患者さんが安心感を得られること。そのためには、医師との間に信頼関係がなければなりません。そのうえで、カウンセリングと薬物療法をおこなっていきます。

医師との信頼関係

これまでまともに自分の体験や話を聞いてもらえないことが多かったので、まずは話を否定せず、ていねいに耳を傾ける。「大丈夫。治ります」という言葉を聞くことで本人は安心する。信頼関係を築くベースができる

薬物療法

患者さんの状態によって用いたほうがよい場合と、使わないほうがよい場合があるので、見きわめる
→P88参照

環境をととのえる

家庭や学校など、強いストレスや刺激がある場所から遠ざける。事情によって、安心できる居場所が確保できない場合には、入院を検討することもある

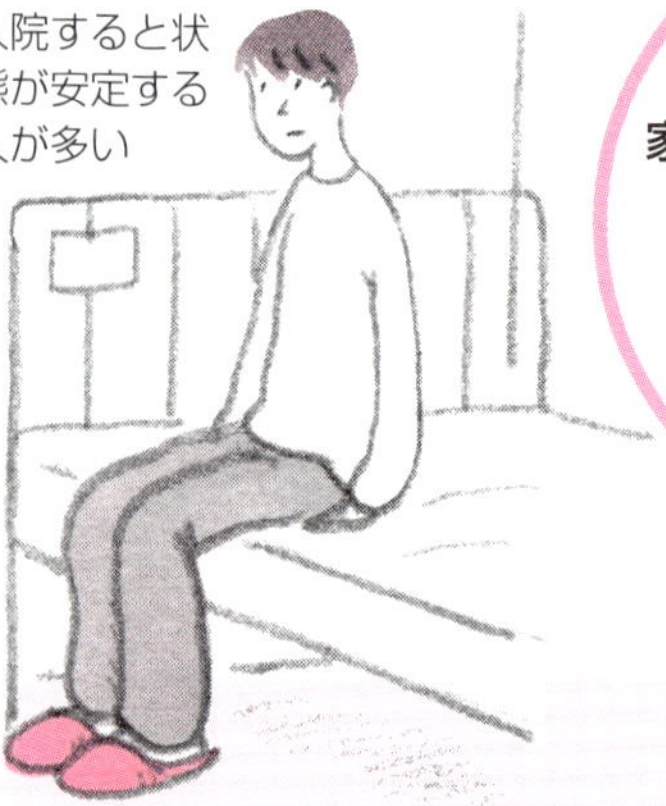

入院すると状態が安定する人が多い

入院を検討する

解離のある人は、周囲の人におびえ、孤独や見捨てられ不安が強く、つねに自分の居場所がないとか、こころから安らげないと感じています。そのため、入院すると状態が安定する人が多くみられます。入院は、安心できる場を提供することにつながるのです。

ただ、入院はいつでも治療的ではありません。

入院したために自分の思いどおりにならない息苦しさ、もどかしさが生じ、治療期限や治療法に関して医師に激しく強引に無理な要求をするなど、状態が悪化することがあります。このような場合は無理に入院させず、通院治療を続けたほうが安心です。

カウンセリング

解離性障害が
「治りうる」病気といっても、
自分で自分を「治そう」と
いう意識が大切。
「治してもらおう」と
いう意識では
「治す」ことはできない

落ち着ける環境で治療的対応を

解離の人は、自分の体験を積極的に話したがらない傾向があります。以前に話をして親に叱られたり、周囲の人に信じてもらえなかったりしたからです。なかには、医師に相談したにもかかわらず、解離に関する症状を聞いてもらえなかった人もいます。

治療をスムーズに進めるには、患者さんが落ち着ける環境をととのえ、医師との信頼関係を築いたうえで、自分を表現することが第一です。「基本的前提」（左上表）をもとに、家族や周囲の人も注意事項を守りながら対応していくことが大切です。

精神療法の基本的前提

1 安全な環境と安心感の獲得
2 有害となる刺激を取り除く
3 人格の統合や心的外傷への直面化にはあまりこだわらない
4 幻想の肥大化と没入傾向の指摘
5 支持的に接し、生活一般について具体的に助言する
6 言語化困難な状態であることを考慮し、隠れた攻撃性や葛藤についてふれる
7 病気と治療についてわかりやすく明確に説明する
8 自己評価の低下を防ぎ、つねに希望がもてるように支える
9 破壊的行動や自傷行為などについては行動制限を設け、人格の発達を促す
10 家族、友人、学校精神保健担当者との連携をはかる

本人がしてはいけないこと

■同一性障害（多重人格）に関する書籍や雑誌などを読んだり、テレビ番組を見たりする（影響を受けやすい）
■宗教的ないしはオカルト的な領域に接触する
■入院・通院先などで、他の解離の患者さんとの距離が近すぎる関係をもつこと
■飲酒や薬物に手を出す

周囲の人がしてはいけないこと

■同一性障害（多重人格）に関する書籍や雑誌などを読みすぎたり、テレビ番組を見すぎたりして、患者さんといっしょに解離の世界に入り込む
■交代人格の年齢、性別、性格、経過を詳細に記録し、その同一性について確認することに一生懸命になりすぎる
■交代人格を無視したり、気づかないふりをしたりする

薬物療法

状態が「緊張」か「弛緩」かをみる

解離では薬物療法もおこないます。薬物療法はカウンセリングを進めるうえで有効な手段ですが、薬を使ったほうがよいかどうかは、患者さんの状態を見きわめることが大切です。

本人の状態をみる

解離を起こすときには「緊張」と「弛緩」の二つの状態があるとみます。薬は「緊張」の状態に用いると有効です。

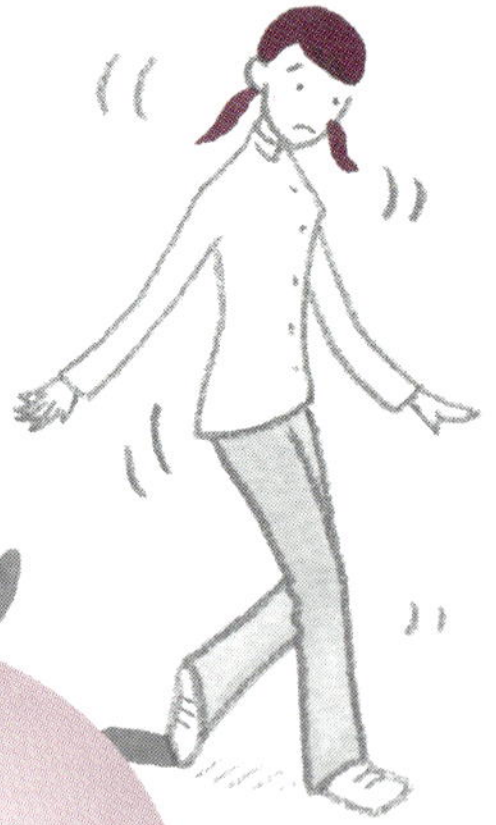

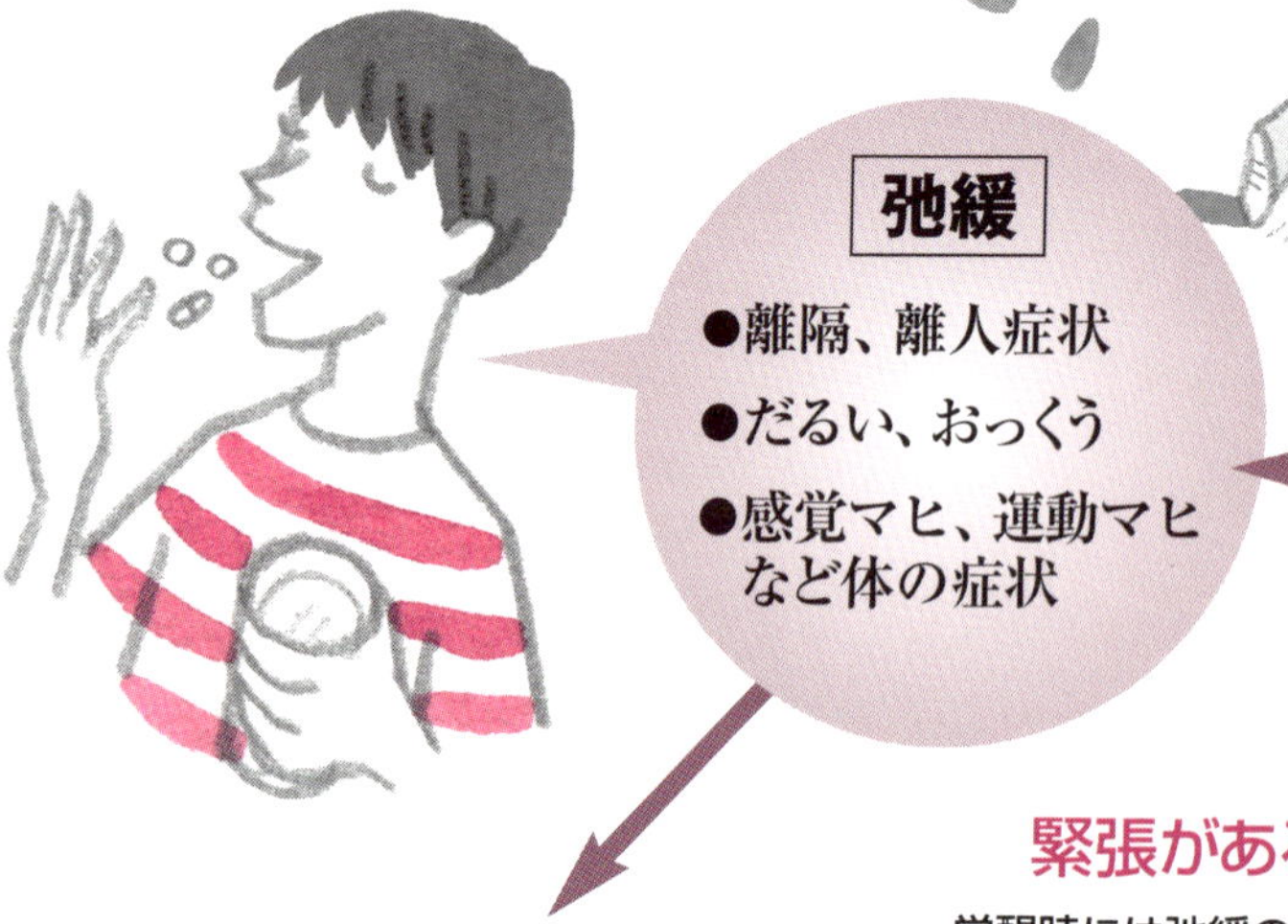
弛緩
●離隔、離人症状
●だるい、おっくう
●感覚マヒ、運動マヒ
など体の症状

背景に緊張があることも

覚醒時には弛緩の症状が前面に出ているようにみえても、不眠や、睡眠中に悪夢を見るのが多い場合は、背後に緊張があると判断される

薬はあまり効果がない

弛緩の症状そのものには薬はあまり効かない。場合によっては薬で状態が悪化することもある

少量、短期間の処方で症状を軽減する

薬物療法は解離の症状を軽減し、カウンセリングの効果を上げるために用います。症状のうち、「緊張」には薬物療法が適しています。「弛《し》緩《かん》」には、薬はあまり効果がありませんが、背景に緊張がみられる場合には効果があります。

緊張の症状である気配過敏症状や対人過敏症状は、見逃されやすいので注意して観察します。一見、弛緩症状のようでも背後に緊張症状がないか、みていきます。

薬はできるだけ少量にとどめ、漫然と長期間用いないことです。状態が安定したら、できるだけ早く薬を減量するか、やめるようにします。

抑うつには

「死んでしまいたい」「憂うつでしかたない」などの不安の強い抑うつ状態には抗うつ薬や抗不安薬が用いられる。ただし、交代人格に攻撃性や衝動性のある人格がいる場合、抗うつ薬の服用は慎重に検討する

衝動性には

少量の抗精神病薬（リスペリドン）が有効。バルプロ酸やラモトリジンなどの気分安定薬が効果的

悪夢やリアルな夢に苦しむときは

鎮静作用のある抗うつ薬（トラゾドン）や抗不安薬（クロナゼパム）を用いる。それでも効果がない場合は抗精神病薬（リスペリドン）を用いる

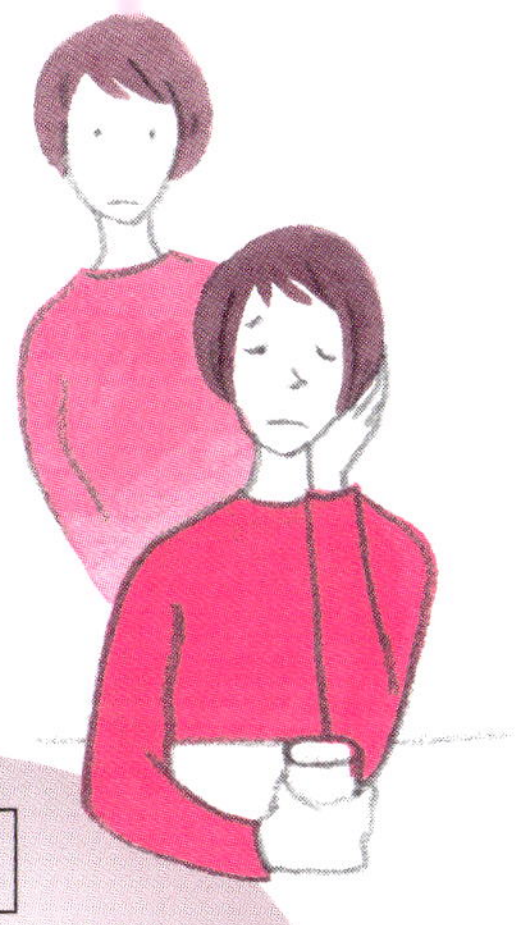

背後に誰かの気配を感じるのは緊張の症状

緊張

- 気配過敏
- 対人過敏
- 感覚過敏
- 不安、抑うつ
- 幻覚
- 衝動的な言動
- 不眠、悪夢、リアルな夢

↓

薬の効果が期待できる

不安が強く興奮している状態。効果は期待できるが、症状を薬だけで無理に抑えようとしない

注意 副作用を症状とみる

薬の副作用と症状がまぎらわしいことも。たとえば、イライラやじっとしていられないなど落ち着かない感じ、不眠などの症状は、アカシジアといって抗精神病薬による副作用も考えられます。

注意 睡眠薬が症状を長期化

不眠を訴える人が多く、睡眠薬を用いることがありますが、長期間使用すると解離を悪化させるおそれがあります。必要最小限にとどめ、複数の種類の処方、長期間の使用は避けるべきです。

注意 SSRIの副作用に注意

抗うつ薬のSSRI（選択的セロトニン再取り込み阻害薬）による副作用に賦活症候群というものがあります。これは、SSRIの投与初期や増量したときに、不安・パニック発作、攻撃性、衝動性、躁状態などの症状がみられるもので、注意が必要です。若年者には自殺の危険性があります。

精神療法

本人の体験を受け入れることから

解離の人の話を聞くほうは「ウソではないか」「ありえない」と思っても、本人にとっては現実です。笑いとばしたり、気のせいと励ましたりせず、本人の話を真摯《しんし》に聞き、受け入れることから始めます。

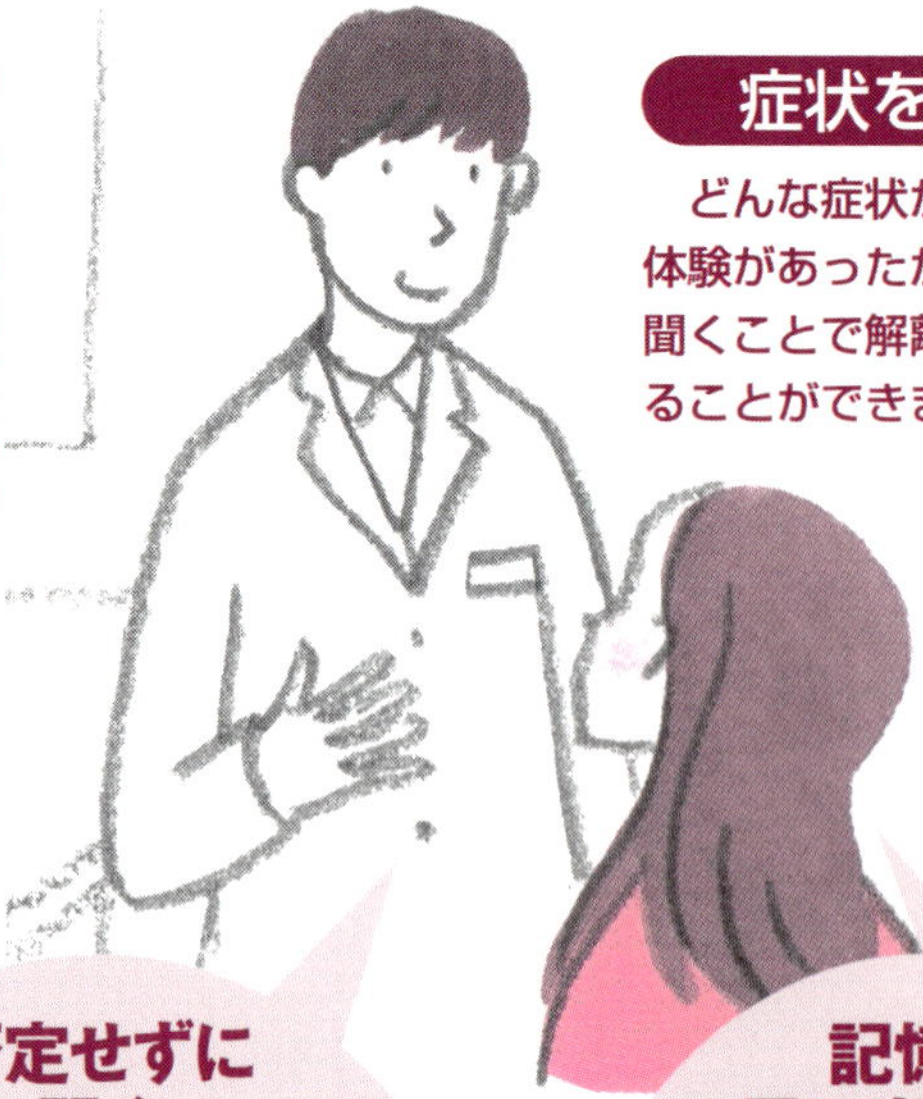

症状をよく聞く

どんな症状があるか、どんな体験があったか、本人から話を聞くことで解離の病態を把握することができます。

否定せずに聞く

空想の世界のこと、幻覚や幽霊、影が見えるなど、どんな話も否定しないで聞く。そのうえで、生育歴や病歴、ふだんの生活のようすも聞き取る。外傷体験が事実でない可能性があっても、まず共感したうえで、現実との相違点、思い込みの可能性もいっしょに考える

記憶を思い出すこと

話を聞くうちに、過去の記憶が次々によみがえり、最終的にきっかけとなった重大な外傷体験を思い出し、これによって病状が安定してくることがある。記憶を思い出すことで、自己の同一性や記憶の連続性が促され、回復するためと考えられる

注意することも

現実離れした世界にのめり込みやすいのは良い面もあるが、度を超さないよう、くり返し本人に説明して注意を促す。また、状態に応じて、ときには依存や甘えを厳しく指摘し、回復の決意を促したほうがよい場合もある
（P92参照）

問診だけで回復することも

自分の体験についてこれまで誰にも聞いてもらえず、聞かれた経験もないので、医師が詳しく質問したり、そのことについて具体的に説明するだけでも安心する。回復につながることもある

黒い影の正体を解き明かす

解離の人に体外離脱体験や交代人格などの話をさせると病状が悪

化すると思われがちですが、これは誤解です。逆に、こうした話を否定して遮ったり、封印させたりすることは、治療の糸口を見失うことになります。

幽霊や黒い影の話を受け入れ、本人の話をよく聞くことが正しい診断と治療につながります。

解離の治療は、幽霊や黒い影の正体を解き明かし、いわばそれを供養するようなものなのです。

「分離した私」への接近

本人の体験＝解離の症状について説明するには、「眼差しとしての私」と「存在者としての私」がいるということを、まず教えてあげます。

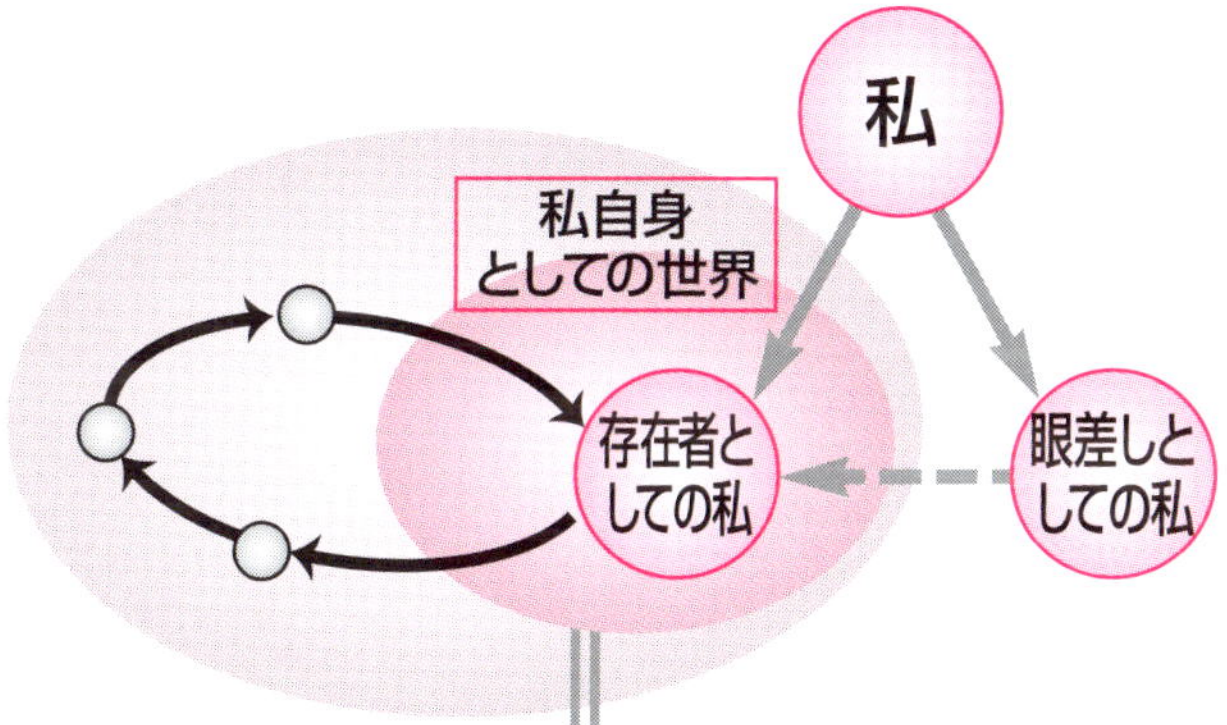

ここを安定させる

「存在者としての私」とは、つまり現実の世界の自分のこと。幽霊や黒い影は、「眼差しとしての私」が正体だと説明する。そうすると不安や恐怖感がなくなり、状態が安定してくる

交代人格と交流する

本人に「交代人格」について質問し、話題にする。「交代人格」には「存在者としての私」＝本人を支え、守る役目があることがわかる

魂を体に戻す

「交代人格」はいわば肉体から離れた魂のような存在。自分の体から抜け出して、離れた位置で自分を見ている。その魂を自分の体に包み込む

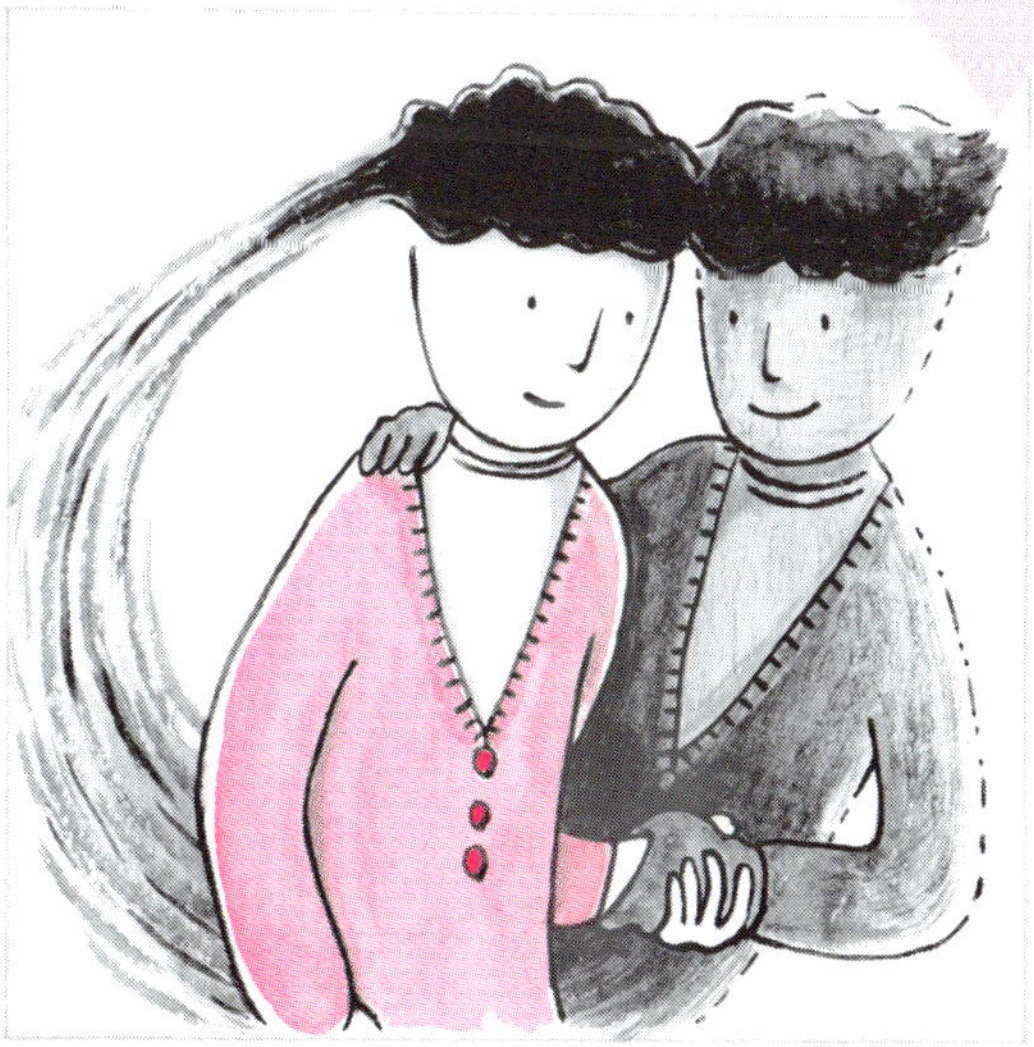

黒い影は自分だった。自分の魂を体に戻すために、影を受け入れる

通うことが大切

「解離性障害は本当に治るの？」とか「どれくらい治療するの？」という質問をよくされますが、カウンセリングと薬物療法による適切な治療を続ければ、回復します。

治療を途中で放り出さないことが大切です。しかし、解離のカウンセリングをおこなっている医療機関が少ないのも事実。治療を続けるためには紹介などの手段で専門医を探すことも必要です。

精神療法

回復の道程は「眠り」から「覚醒」へ

解離性障害の回復には、二つのルートがあります。どちらのルートがよいというものではなく、本人の状態によってたどる道筋が異なるだけです。どちらのルートも、必要なのは周囲のサポートです。

二つのルート

回復に至るルートは、「眠り」と「覚醒」。多くの人は、じょじょに眠りから目覚めます。

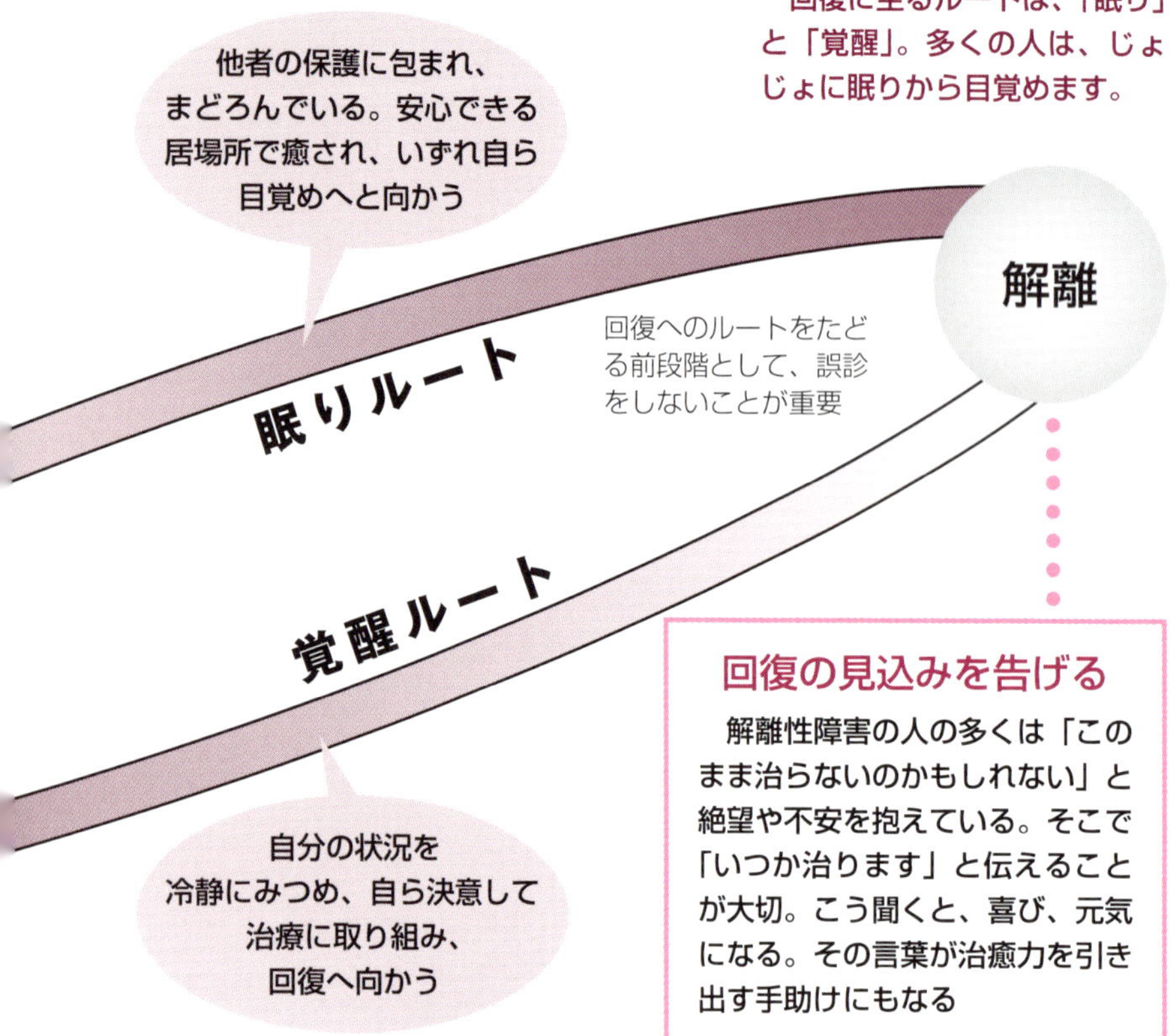
他者の保護に包まれ、まどろんでいる。安心できる居場所で癒され、いずれ自ら目覚めへと向かう
眠りルート
解離
回復へのルートをたどる前段階として、誤診をしないことが重要
覚醒ルート
自分の状況を冷静にみつめ、自ら決意して治療に取り組み、回復へ向かう

回復の見込みを告げる

解離性障害の人の多くは「このまま治らないのかもしれない」と絶望や不安を抱えている。そこで「いつか治ります」と伝えることが大切。こう聞くと、喜び、元気になる。その言葉が治癒力を引き出す手助けにもなる

本人は絶望しているから

解離のある人は自己評価が低く、「自分はダメだ」となんでもマイナスにとらえがち。現実に絶望し、目を背けて逃げようとする。この状態は回復を妨げる。薬は一時的で状態をみてやめるなど、治療と回復の見込みを伝えることは大きな励みになる

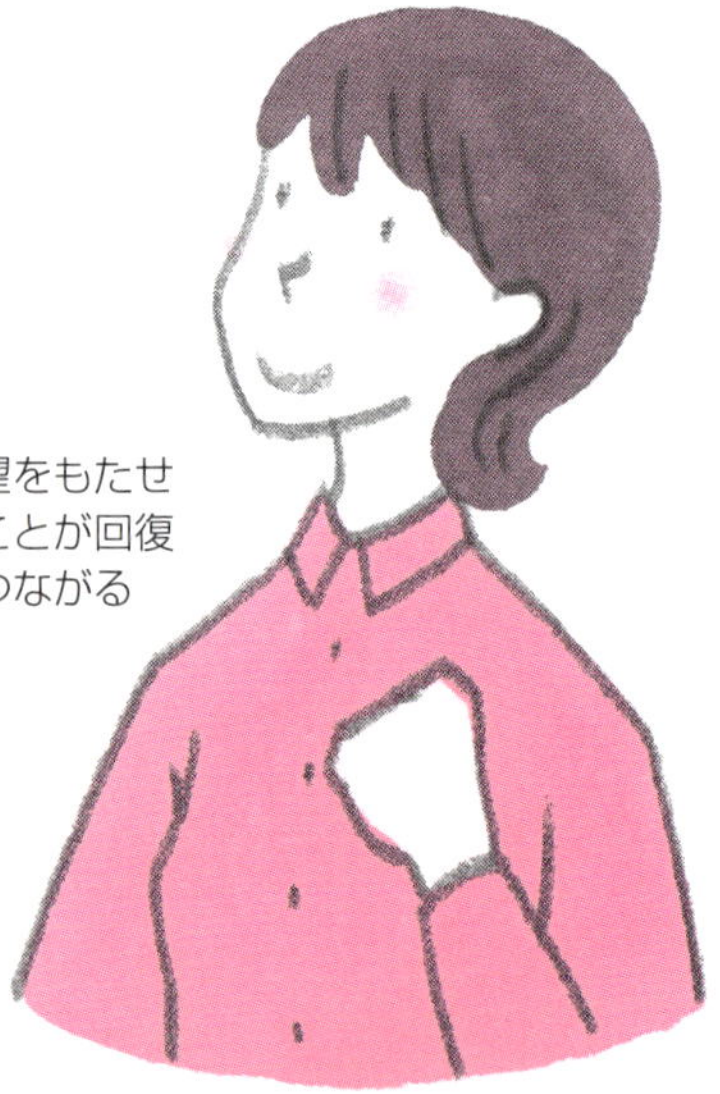

希望をもたせることが回復につながる

大きくみて二つの経路がある

「眠りルート」は、入院や保護的な環境に身をおき、安らぐことが基本です。眠りルートをたどる人には甘える言動がみられるので、特定の人物や時間を限って許します。安心感を得ると、じょじょに目覚めに向かっていきます。

「覚醒ルート」は他者への依存を抑え、過去と現在を区切って回復に向かうルートです。将来への目標や希望をもてると、このルートをたどります。ただ、家族や友人など周囲の人は、本人に強要してはならず、支えが必要です。

過去を区切る

生と死、現実と夢、現在と過去を区切ることができるようになる(P94参照)。過去が切り離され、現実の世界にしっかり足をつけられる

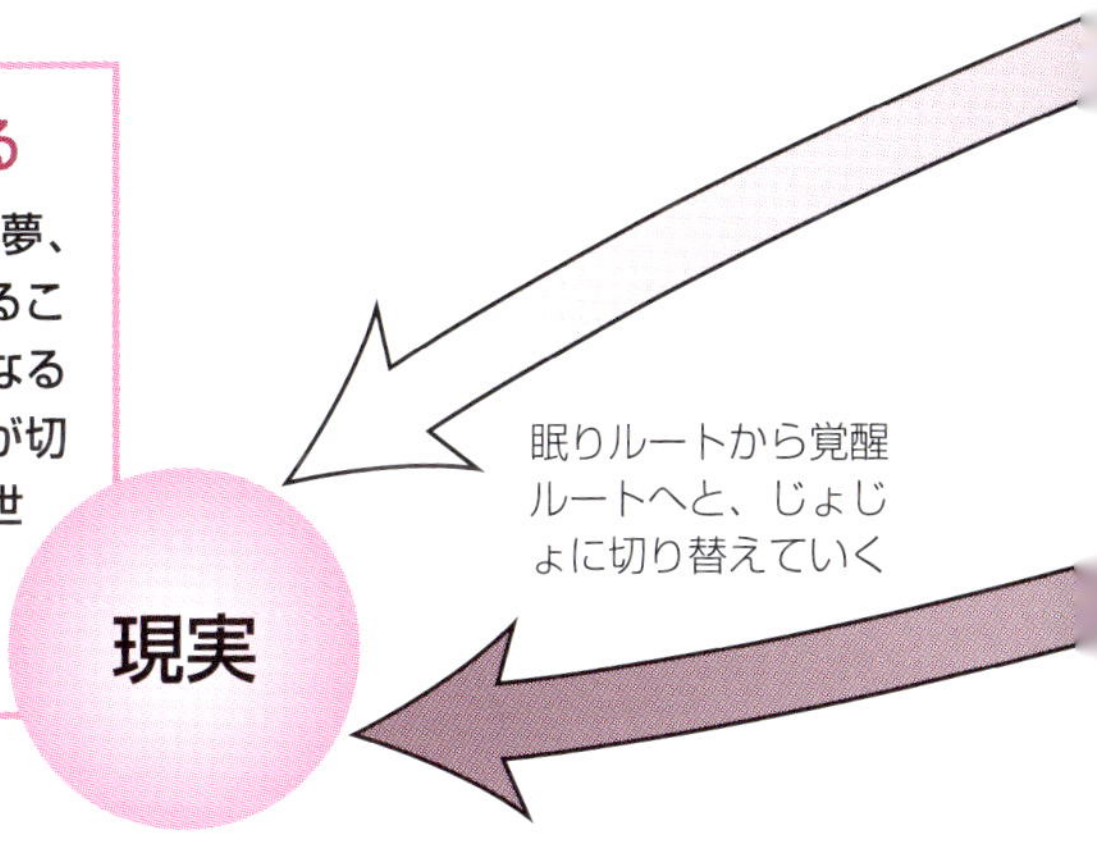
眠りルートから覚醒ルートへと、じょじょに切り替えていく
現実

本人の体験談

急に落ち着いた

大学生の頃から解離の症状があり、結婚後もずっと不安定でした。

あるとき急に「赤ちゃんがほしい」と思い、お医者さんにそう言うと「妊娠を希望するなら、きっぱりと薬をやめなさい。いつまでもこんなことではいけない」と言われました。目が覚めました。

その後、まだ妊娠はしていませんが、気分が落ち着き、薬をやめることができました。今も気持ちは安定しています。

3人のその後
(P10～15の経過)

Aさん 亡くなった祖父が私のそばにいて見守っているのだと思えば、こわくありません。一時は安定していましたが、不安が強くなり、服薬。その頃、恋人ができ、彼の支えもあって、薬は短期間でやめられました。今は落ち着いています。

Bさん いったん入院しましたが、状態が落ち着いたので退院。そこで薬をやめたら、また興奮するように。薬は約4ヵ月飲みましたが、間もなく結婚することになり、やめました。これから、式の日取りなど、いろいろ決めなくてはなりません。

Cさん 酒をやめるようお医者さんに厳しく言われました。家族もいっしょにカウンセリングを受けながら通院し、じょじょに自分がどこにいてなにをしているかがわかってきました。まだ一人で外出はできませんが、少しなら家事もできます。

精神療法

あいまいな世界に置き去りにしない

解離の人は、生と死、現実と夢、現在と過去などの区切りが、あいまいな世界で立ちすくんでいるような状態にあります。覚醒ルートでは、これらの一つひとつに区切りをつけていきます。

吐き出しと区切りが回復過程には重要

回復に至るには、まず苦痛や葛藤を吐き出し、表わし、話し、区切ることが必要です。現実は現実、過去は過去として区切らないと、ずっとあいまいな世界で苦しむからです。

なかには、区切ることのできないものもあります。それらは自分の中に抱えていくしかありません。区切ることや抱えることができるようになるのが目標です。こういったことを通じて、自分を表現していきましょう。

回復の経過

回復に至るには、自分からさまざまなものを、吐き出す、表わす、話す、区切るといった経過をたどっていきます。これが覚醒ルートです。

吐き出す

表わす

ゆっくり進む

出す

話す

焦らないで

家族や周囲の人が焦って吐き出しを促すと、本人をおびえさせ、別の症状が出ることもある。治療にかかわる周囲の人たちにも誤解や行き違いを生じさせるので、焦らずゆっくりと進める

本人の体験談

死にたくないと思った

解離の症状が出始めて、一年ほど治療をしていたのですが、いつも頭がぼんやりとして、生きているのか死んでいるのか、よくわからない感じが続いていました。

ある日、自転車に乗っていたとき、交通事故にあいました。腕を骨折し、自転車がぐにゃぐにゃになって壊れました。それを見たとき「ああ、死にたくない」と思ったのです。事故のあとは、頭がスッキリ目覚めたような気がします。

あらゆるものの区切りが
あいまいになっている

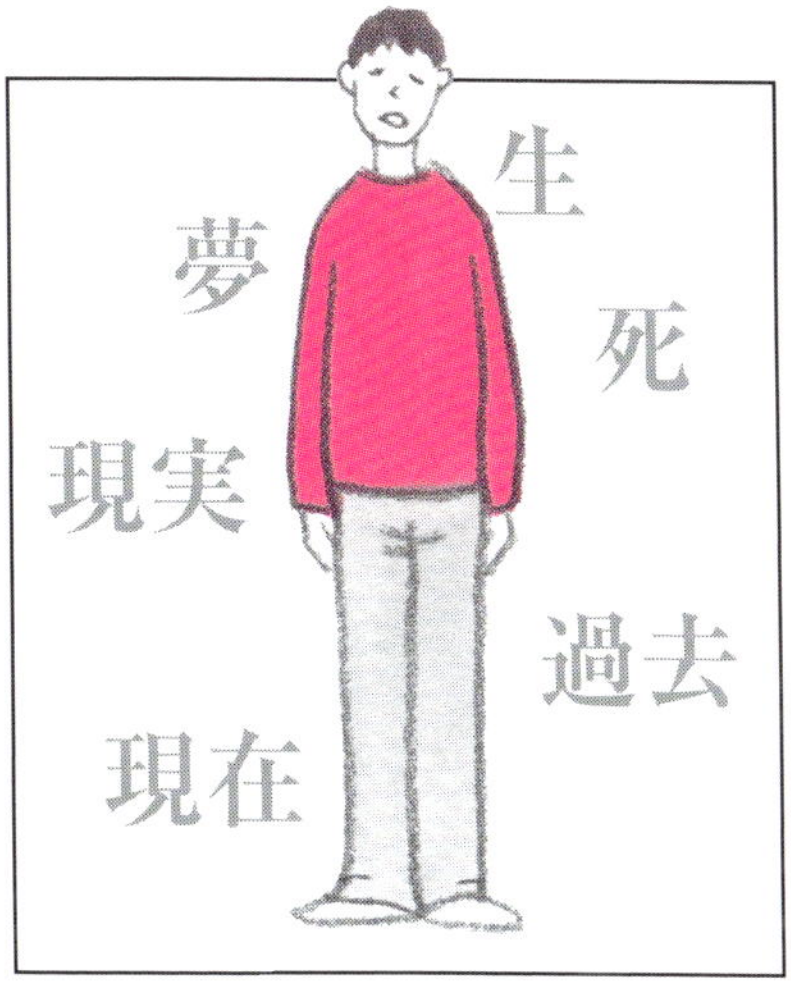

区切る

区切るとは、自分や世界の全体を抱えながら分けること。そのうえで、現在、生に覚醒して、生活すること

二つのポイント

- 孤立の解消。人間関係に支えられ、包まれる体験が必要
- 自分や世界を「切り離す」のではなく、区切ること

発症から回復の例

発症 Dさんは子どもの頃に両親が離婚し、親戚の家で育ちました。

成人後、結婚して女の子を出産したものの、すぐに離婚。現在は再婚しています。1年ほど前から、吐き気や歩行困難があり、幻視や幻聴などの症状もみられました。「もう一人の私がいる」などの症状から解離性障害と診断されました。退行症状もあり、夫に対して子どものように甘えていました。

そこで、夫に対して思っていることを全部話してみるように促しました。すると、夫の家族が再婚である自分に冷たいことなど、一気に不満を吐き出しました。このあと、じょじょに症状が落ち着いていきました。

再発 半年後、夫との関係が一時的に悪化し、症状が再発・増悪しました。このとき、幼少期の性的外傷体験や虐待を思い出し、再び「もう一人の私がいる」などの体験を経て、安定に向かいました。

落ち着く ときおり過去の記憶がよみがえり、症状が出ましたが、カウンセリングや薬物治療によって、区切りをつけることができるようになり、今はだいぶ落ち着きを取り戻しています。

本人の意識は生と死の境界にある。三途《さんず》の川のほとりにポツンと一人でたたずんでいるところを、現実に引き戻さなくてはならない

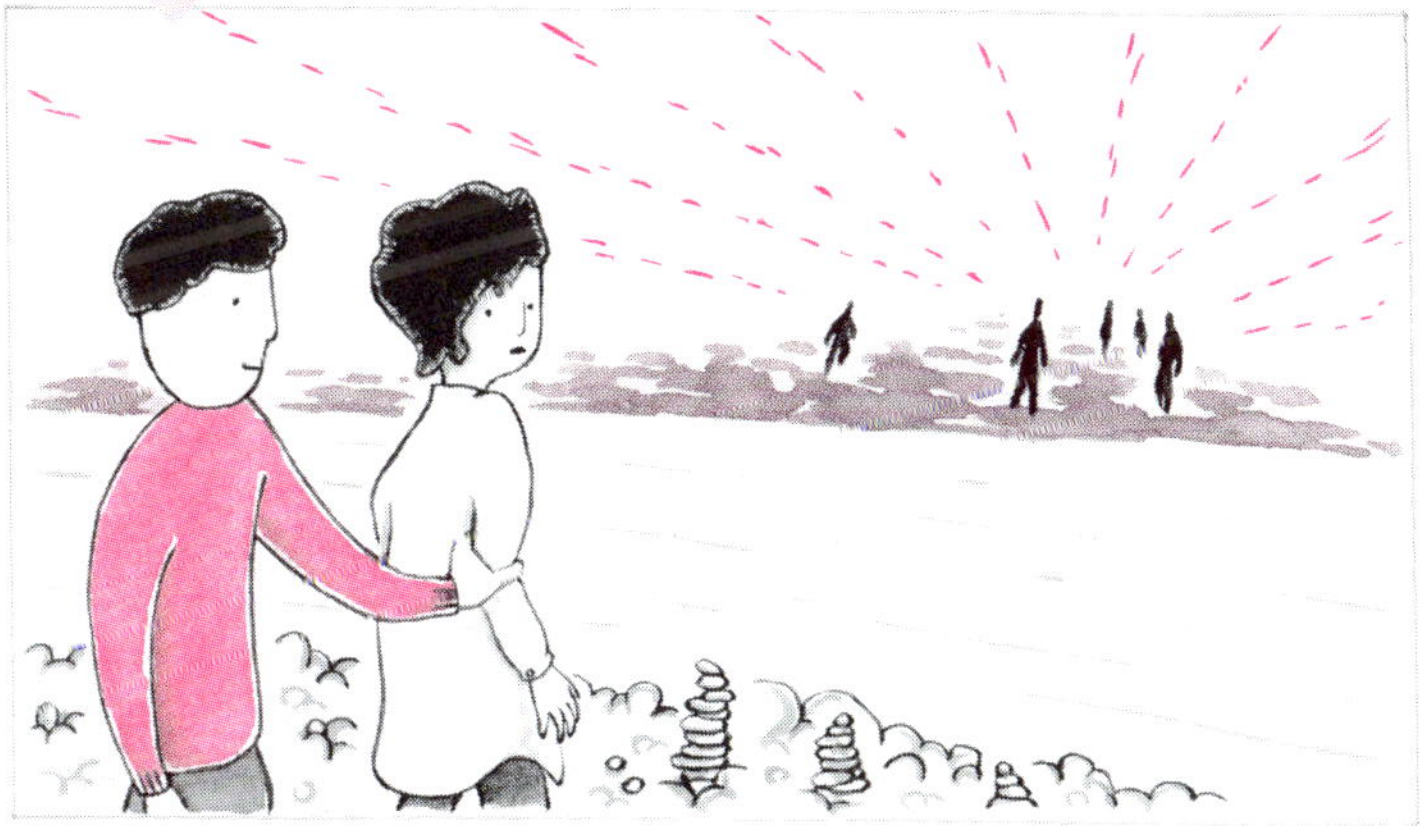

精神療法

自分で「過去の自分」を供養する

つらい外傷体験を「犠牲者」に引き受けさせ、「生存者」としての自分を守ってきました。犠牲者の存在が大きくなると、別人格となってしまいます。

犠牲者と生存者

「犠牲者」は、つらい体験をした「過去の自分」です。この存在を包み込み、自分として一つにつなげる必要があります。

攻撃し合うことも

「犠牲者」は、自分だけがつらい目にあっている恨みや不満から、「生存者」を攻撃し、自傷行為や自殺企図をさせることがある。また、「生存者」も「犠牲者」の弱さや主体性のなさを攻撃することもある

犠牲者 ⇄ **生存者**

守っている

一人では抱えきれないつらい外傷体験を肩代わりし、「生存者」としての自分を守っている

外傷を抱える自分

外傷体験の記憶を一人で抱え込み、孤独の世界にいる

↓

身代わりになる

犠牲者としてつらい体験を身代わりになって引き受けてくれている

↓

身代わり天使

押し殺している自分ともいえる

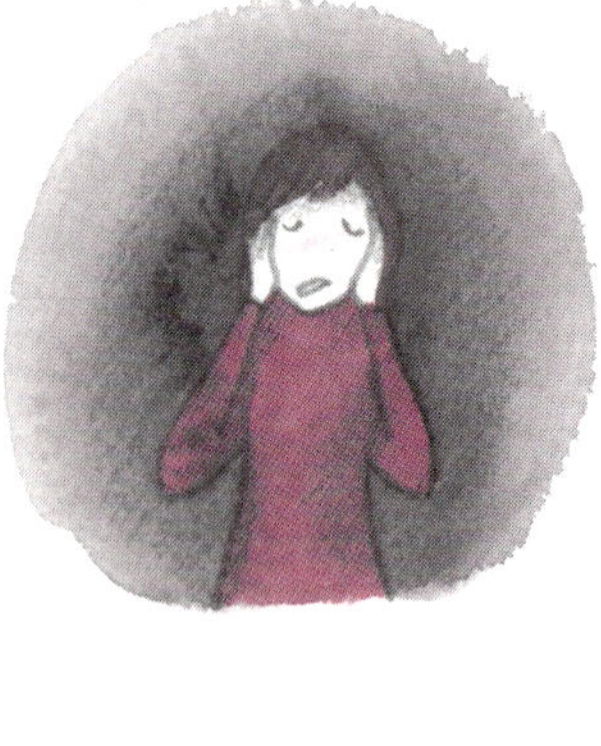

外傷から離れた自分

外傷体験から距離をとる存在。全体を見渡している、冷静で知的な存在

↓

楯のような存在

窮地に陥ったときに現れ、守護する。保護者や楯のような存在

↓

守護天使

気づく

身代わり天使も守護天使も、本人を守っていることに気づく

認め、感謝する

「犠牲者」に対し、「あなたが傷ついた体験を一人で抱えてくれたおかげで生きてこられた」ということを認め、感謝の気持ちを言葉にして伝える

包み込む

つらかったよね

今まで、ありがとう

包む＋つなぐ＝むすぶ

交代人格は分離した「私」です。それを供養する、つまり治療するには包むことが第一です。包んだうえで、バラバラになった別人格をつなぎ合わせ、最終的には「むすび」ます。

包む

人は、もともと、さまざまなものに包まれている。包むものによって一定の居場所が確保され、安心して存在していられる。解離したこころも、包まれることで、安心できる

人を包むもの

社会、家族、体、他者のこころ、神

つなぐ

分離した私＝別人格を一つにまとめるには包まれるだけでは不十分であり、つなぎ合わせるだけでも心配である。包まれると同時に、つなぐ必要がある

むすぶ

離れないようにつなぐという意味の「結ぶ」と、手の平を寄せて包むように水を掬《すく》うこと＝「掬《むす》ぶ」という二つの意味がある。むすぶとは、つなぐと包む、両方の意味がある。解離の治療では、人格を包んで一つにまとめるだけではなく、それぞれの人格のつながりを回復し、最終的にむすぶことを目指す

交代人格は浮かばれない霊のような存在

日本人の多くにわかりやすいたとえをします。今、生きている世界は「この世」、死んでから行く世界は「あの世」。この世に未練や恨みを残し、あの世に行けないと「怨霊」や「幽霊」という浮かばれない霊になってしまいます。

これを解離の話に置き換えます。「この世」は現実世界、「あの世」は背後世界、交代人格は「浮かばれない霊」だといえます。そうした霊は、供養し、成仏させることがなによりの救済になります。解離の治療も同様です。交代人格に気づき、慰め、感謝することが、供養、成仏させることになります。

ときには、攻撃的な交代人格が出現することもありますが、もとは彼らも「身代わり天使」や「守護天使」だった存在です。そういった本人と周囲との眼差しが、交代人格との交流を促します。

本人の感じ方

泣いている私を抱きしめる

私の中にいる、五歳ぐらいの小さな私が「あのときは寂しくて、悲しかったよ」と泣きながら訴えてきました。そこで私は、「つらかったよね。ごめんね。今までありがとう」と言いました。

このとき、頭の中に情景が浮かんでいるのですが、そこには私自身がいて、泣いていました。小さな私を抱きしめてあげました。

COLUMN

夢見る浮遊空間から現実的な大地へ

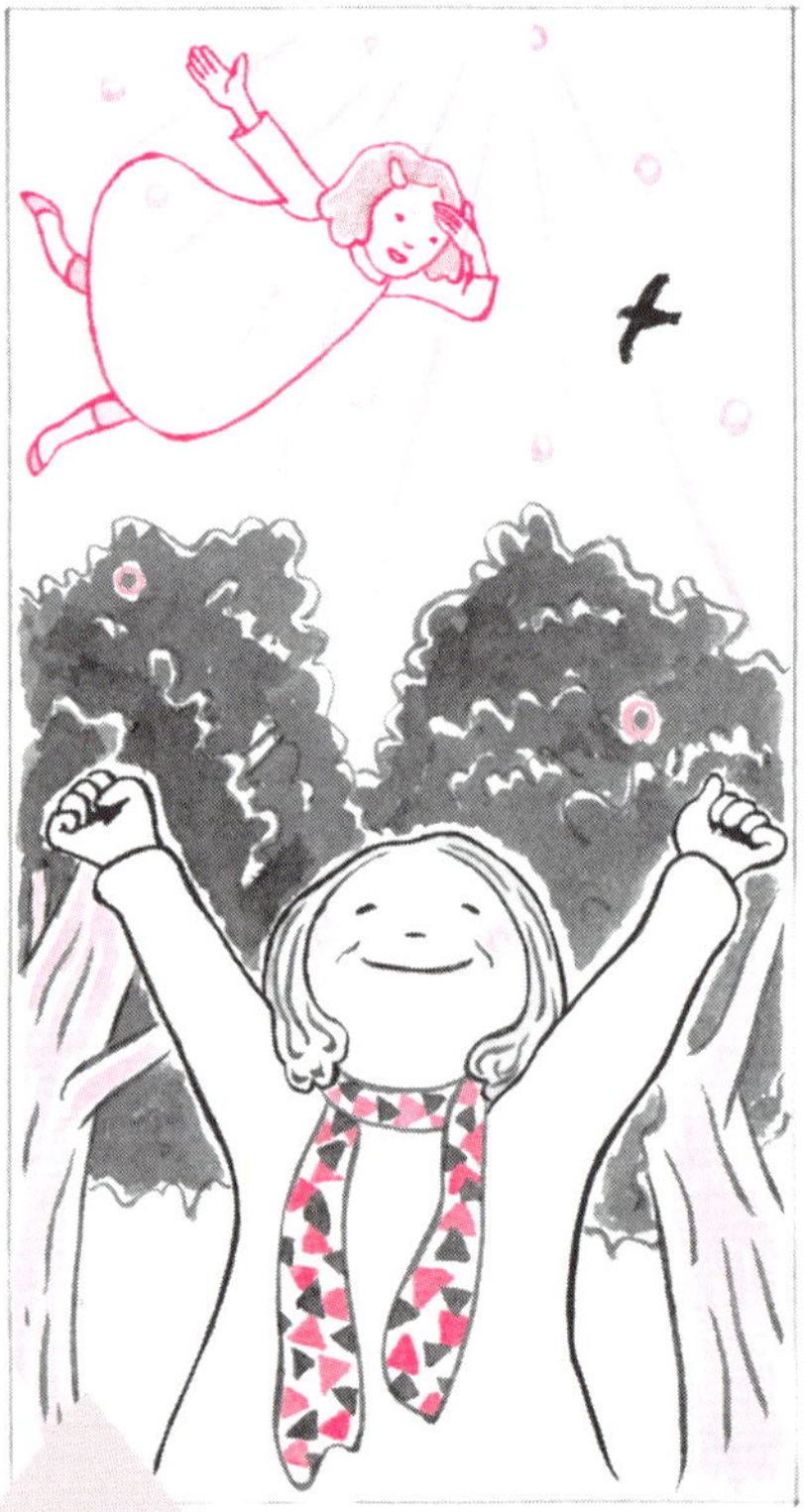
空間を浮遊する夢見る少女も、現実を見据えて多くのものがふっ切れると、地に足がつくように快方に向かう

現実から逃げない覚悟ができる

解離性障害の治療期間には個人差があります。治療の過程が長いと、「本当に治るのだろうか?」と不安を感じることも多いかもしれません。しかし、多少の時間はかかっても解離性障害は回復します。むしろ、時間が経つことで快方に向かうこともあります。

患者さんの多くは比較的若い女性で、二〇代半ばの人がピークです。三〇代、四〇代の患者さんもいますが、もっと上の年齢になると次第に数が減ってきます。

ある程度の年齢になってくると、現実から逃げない覚悟のようなものができるのでしょう。

漠然とした夢や憧れを諦め、ふんぎりをつけることができるので、気持ちが落ち着いてくるのです。また、自分なりの目標がしっかりと定まることで回復が促されることもあります。

地に足がついた感じというか、もう逃げられないと観念して現実の世界に戻ってくるような感じがしたら、回復に向かっているといえるでしょう。

健康ライブラリー　イラスト版
解離性障害《かいりせいしょうがい》のことが
よくわかる本《ほん》　影《かげ》の気配《けはい》におびえる病《やまい》

2012年5月16日　第1刷発行
2024年9月5日　第11刷発行

監　修	柴山雅俊（しばやま・まさとし）
発行者	森田浩章
発行所	株式会社講談社 東京都文京区音羽二丁目12-21 郵便番号　112-8001 電話番号　編集　03-5395-3560 販売　03-5395-4415 業務　03-5395-3615
印刷所	TOPPAN株式会社
製本所	株式会社若林製本工場

N.D.C. 493　98p　21cm

KODANSHA

ISBN978-4-06-259764-7

■監修者プロフィール
柴山 雅俊（しばやま・まさとし）
精神科医。東京女子大学教授。1953年愛知県生まれ。東京大学医学部卒。専門は精神病理学。医学博士。虎の門病院精神科医長、東大精神科講師を経て、現職。近年はとくに解離性障害の研究や治療に力を入れている。主な著書に『解離の構造－私の変容と＜むすび＞の治療論－』（岩崎学術出版社）、『解離性障害－「うしろに誰かいる」の精神病理』（ちくま新書）、『解離の舞台－症状構造と治療』（金剛出版）など。東京女子大学心理臨床センターにて解離性障害の相談・面接をおこなっている。

■参考資料

柴山雅俊『解離性障害－「うしろに誰かいる」の精神病理』（ちくま新書）
柴山雅俊『解離の構造－私の変容と＜むすび＞の治療論－』（岩崎学術出版社）
岡野憲一郎『解離性障害 多重人格の理解と治療』（岩崎学術出版社）
柴山雅俊「解離と不安」（『臨床精神医学』39(4)、2010／アークメディア）
柴山雅俊「解離における私の変容と＜むすび＞」（『東京女子大学心理臨床センター紀要創刊号』）
柴山雅俊「解離の症候にみられる眼差しとヴェール」（『精神療法』2009年4月／金剛出版）
柴山雅俊「現代社会と解離」（『こころの臨床à-la-carte』28(2)、2009／星和書店）
柴山雅俊「パーソナリティ障害における小精神病」（『精神科治療学』25(9)、2010／星和書店）
柴山雅俊「入院の診立て・判断」（『精神科治療学』24(4)、2009／星和書店）
柴山雅俊・内堀麻衣「解離とうそ」（『こころの科学』156、2011／日本評論社）
『DSM-5 精神疾患の診断・統計マニュアル』（医学書院）

●編集協力　オフィス201　重信真奈美
●カバーデザイン　松本 桂
●カバーイラスト　長谷川貴子
●本文デザイン　勝木雄二
●本文イラスト　丸山裕子　水上亜希

講談社　健康ライブラリー　イラスト版

新版　入門　うつ病のことがよくわかる本

日本うつ病センター顧問
野村総一郎　監修

典型的なうつ病から、薬の効かないうつ病まで、最新の診断法・治療法・生活の注意点を解説。

ISBN978-4-06-259824-8

大人の発達障害　生きづらさへの理解と対処

精神科医
市橋秀夫　監修

会話の仕方、仕事の選び方、働き方……もう、職場で困らない、人間関係に悩まない。

ISBN978-4-06-513315-6

統合失調症スペクトラムがよくわかる本

東京都医学総合研究所所長
糸川昌成　監修

幻覚、妄想、思考障害、まとまりのない行動……でも、統合失調症とは限らない。新しい診断基準で解説する。

ISBN978-4-06-511803-0

講談社　こころライブラリー　イラスト版

境界性パーソナリティ障害の人の気持ちがわかる本

市ヶ谷ひもろぎクリニック
牛島定信　監修

本人の苦しみと感情の動きをイラスト図解。周囲が感じる「なぜ」に答え、回復への道のりを明らかにする。

ISBN978-4-06-278967-7

パニック症と過呼吸　発作の恐怖・不安への対処法

医療法人悠仁会稲田クリニック／北浜クリニック理事長
稲田泰之　監修

検査では異常がないのに息苦しさに襲われる。パニック発作の原因から対処法まで徹底解説！

ISBN978-4-06-521474-9

なかなか治らない難治性のうつ病を治す本

杏林大学名誉教授、はるの・こころみクリニック院長
田島治　監修

不要な薬を整理し、心の回復力をつける。長引くうつ病から抜ける方法を徹底解説。

ISBN978-4-06-516188-3

トラウマのことがわかる本　生きづらさを軽くするためにできること

こころとからだ・光の花クリニック院長
白川美也子　監修

つらい体験でできた「心の傷」が生活を脅かす。トラウマの正体から心と体の整え方まで徹底解説！

ISBN978-4-06-516189-0

双極性障害（躁うつ病）の人の気持ちを考える本

順天堂大学医学部精神医学講座主任教授
加藤忠史　監修

発病の戸惑いとショック、将来への不安や迷い……。本人の苦しみと感情の動きにふれるイラスト版。

ISBN978-4-06-278970-7